AF590865

L'AMI
DES CHEVAUX.

Paris. — COSSON, Imprimeur de l'Académie royale de Médecine,
rue Saint-Germain-des-Prés, 9.

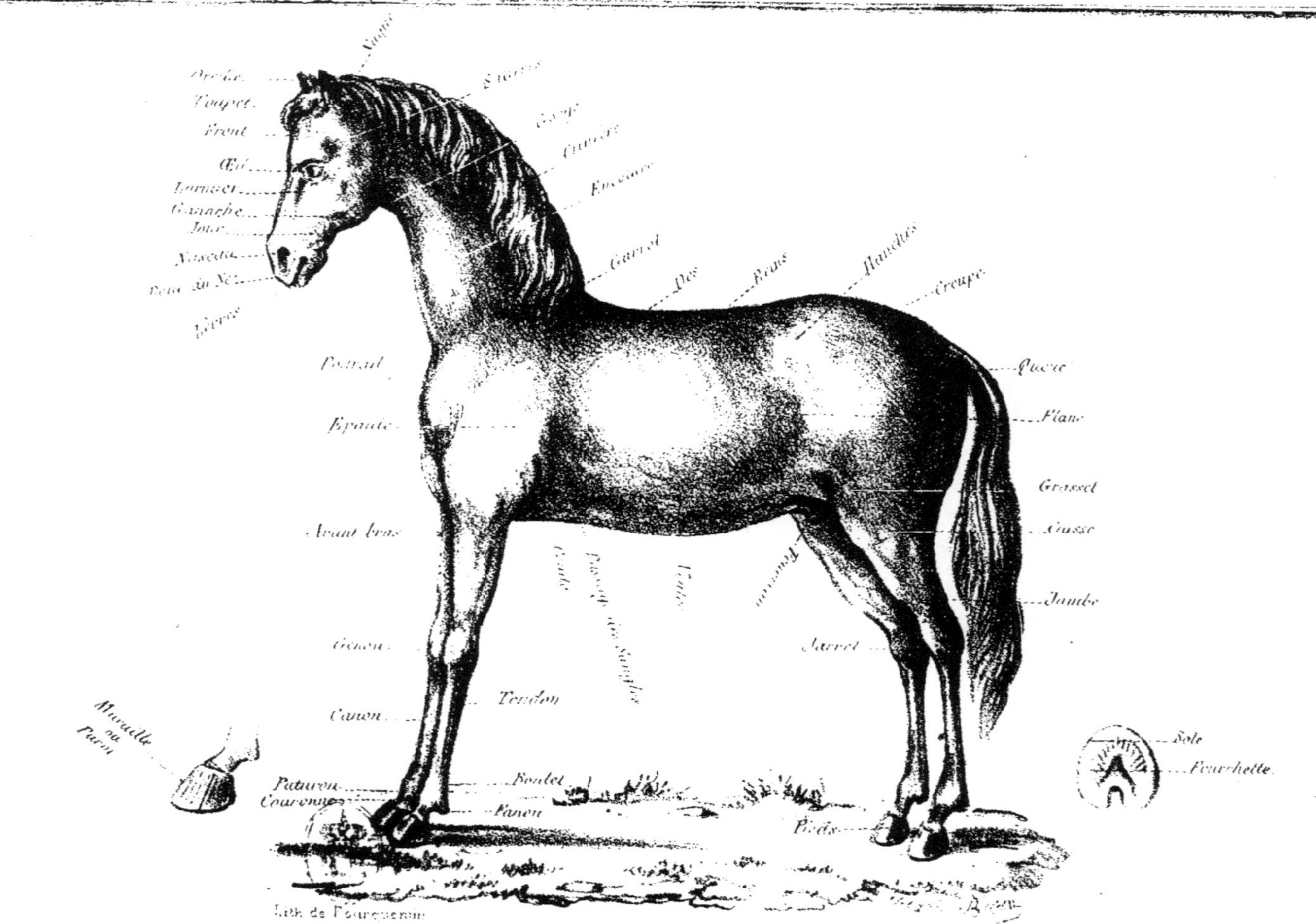
Toupet.
Front
Œil
Larmier
Ganache
Joue
Naseau
Garrot
Dos
Reins
Hanches
Croupe
Poitrail
Epaule
Avant bras
Genou
Canon
Tendon
Boulet
Paturon
Couronne
Fanon
Pieds
Queue
Flanc
Grasset
Cuisse
Jambe
Jarret
Muraille
ou
Paroi
Sole
Fourchette
Lith. de Fourquemin

L'AMI
DES CHEVAUX,

PETIT

MANUEL VÉTÉRINAIRE

A L'USAGE DES GENS DU MONDE;

Ouvrage également utile aux fermiers, aux propriétaires, aux cultivateurs, aux personnes éloignées des villes; dans lequel on traite de l'âge du cheval et de la manière de reconnaître cet âge; de l'achat et des principales qualités des chevaux, suivant l'usage auquel on les destine; de l'hygiène spéciale de ces animaux; des maladies légères dont ils peuvent être atteints; des premiers soins que réclament ces diverses affections, et de ce qu'il est important de connaître pour maintenir les chevaux dans un état parfait de santé, et diriger convenablement les personnes spécialement chargées de leur donner des soins.

PAR UN MEMBRE DU JOCKEY'S CLUB.

PARIS.
H. COUSIN, LIBRAIRE-ÉDITEUR,
RUE JACOB, 12.

1841.

PRÉFACE.

Jamais le goût des chevaux n'a été aussi généralement répandu qu'il l'est depuis quelques années en France. Le cheval n'est plus seulement un objet de luxe accessible aux fortunes élevées; il s'est insensiblement introduit dans les besoins de la vie commune et est devenu la nécessité première du commerce grand et petit dans lequel les voitures à bras de nos pères, ont été remplacées par des équipages plus ou moins élégans, à un ou plusieurs chevaux, suivant que l'on débite le pain cuit à la vapeur, le cirage anglais, la cassonade, ou enfin le lait des ânesses qui elles-mêmes maintenant dédaignent d'aller à pied. S'il est incontestable donc qu'aujourd'hui le cheval occupe une plus grande place que jamais dans les plaisirs ou dans les besoins de la vie, il est une vérité plus incontestable encore, c'est que la moitié, les trois quarts même des personnes qui ont des chevaux, ne connaissent aucune des précautions premières et indispensables que réclament à chaque instant ces utiles compagnons de nos joies et de nos travaux.

Pénétré de cette vérité, nous avons pensé que ce ne serait pas un médiocre service à rendre aux propriétaires de chevaux que de résumer, dans un petit format, des notions dont une expérience journalière nous a mis à même de reconnaître l'exactitude, et qui sont en grande partie méconnues ou inappliquées par la plupart des personnes chargées de prendre soin de ces animaux. De là les marchés frauduleux, lorsqu'il s'agit d'acquérir; des soins inintelligens, de mauvais pansemens, une mauvaise ration ou une nourriture malsaine dans l'état de santé, de maladie ou plutôt d'indisposition (car, dans le premier cas, il faut recourir au médecin vétérinaire); une fausse appréciation des besoins de l'animal. C'est même à l'ignorance de ces principes que l'on doit attribuer la fréquence des accidens graves ou prolongés, source de tant de mécomptes pour le propriétaire. Notre livre, si on le lit avec attention, doit, autant que possible, servir à prévenir tous ces inconvéniens. Le maître, au moyen de ce guide, pourra surveiller son palefrenier, reconnaître sa capacité sous le rapport hippiatrique; et le petit propriétaire, obligé de se consacrer lui-même aux soins de l'écurie, évitera des erreurs dont il ne pouvait jusqu'ici connaître ni la portée ni le remède.

Notre but, en publiant cet ouvrage, étant donc de le mettre à la portée de tout le monde, nous avons cru devoir le diviser de la manière suivante : après avoir rapidement indiqué les principaux caractères zoologiques du cheval, ses principales races, ses principales allures, nous donnons quelques détails sur les différentes parties qui composent son ensemble; sur son âge et sur la manière de le déterminer. Passant ensuite à l'examen d'un cheval en vente, nous disons comment on procède à cet achat; nous signalons les qualités que doivent avoir les chevaux suivant les différens services auxquels on les destine, tout en faisant connaître quelques-unes des principales ruses employées en pareil cas par certains marchands pour chercher à tromper l'acheteur. Nous disons quelques mots de la *garantie* et des *vices rédhibitoires*. Nous traitons assez longuement de l'hygiène vétérinaire dans laquelle nous comprenons : 1° La bonne ou mauvaise construction des écuries; 2° Les alimens solides et liquides propres aux chevaux; 3° Les soins particuliers que ces animaux exigent (pansement de la main); 4° La manière de les soigner en voyage; 5° Les soins que l'on doit prendre des poulains et de leurs mères, avant, pendant et après la mise bas. Nous décrivons ensuite quelques-unes des maladies légères qui se présentent le plus ordinairement chez les chevaux et que l'on peut traiter soi-même. Sous le titre de *petite chirurgie vétérinaire,* nous indiquons les deux opérations les plus faciles à pratiquer (la saignée et le séton). Nous donnons quelques formules particulièrement appropriées aux maladies et aux accidens que nous avons énumérés; et parmi ces formules nous avons surtout choisi celles composées des médicamens les moins chers et les plus faciles à se procurer; enfin nous terminons par une table en forme de sommaire, qui de suite permet au lecteur d'embrasser d'un seul coup d'œil le plan suivant lequel a été rédigé notre travail.

Telle est la marche que nous avons cru devoir suivre en publiant cet opuscule dans lequel nous avons surtout cherché à réunir, dans le cadre le plus étroit possible, ce qu'il importe aux amateurs de chevaux de connaître pour maintenir ces animaux dans un état parfait de santé, et pour diriger convenablement leurs cochers, leurs palefreniers, leurs garçons d'écurie, dans les soins que ceux-ci devront prendre journellement des chevaux qui leur sont confiés. Maintenant avons-nous réussi? c'est ce que le temps et notre éditeur nous apprendront plus tard.

L'AMI

DES CHEVAUX.

Caractères zoologiques du Cheval.

Le cheval, le plus précieux et le plus utile de tous les animaux que l'homme a pu apprivoiser pour son service, est sans aucun doute celui qui mérite le premier rang. Tout le monde connaît l'élégance de sa conformation extérieure, la régularité et la proportion de ses membres, la majesté de sa taille, la fierté de son regard, la noblesse de son maintien, la grâce et la précision de ses mouvemens. Cet animal est éminemment sociable à l'état sauvage et devient facilement domestique, même quand il est pris à l'état adulte. La vitesse de sa course surpasse celle de tous les autres animaux terrestres et toujours on le cite pour sa hardiesse, sa force, sa mémoire, sa grande docilité, la bonté et la douceur de son naturel. Il se prend en effet d'amitié pour les individus de son espèce, se montre sensible aux bons comme aux mauvais traitemens, aime les éloges et les caresses, s'anime au signal du combat, paraît fier d'être richement harnaché, et possède de grandes qualités intellectuelles. Enfin, ce qui doit contribuer encore à nous le rendre précieux, c'est son attachement pour l'homme et principalement pour son maître, dont il devient le compagnon fidèle et en quelque sorte l'ami, tout en partageant ses périls, ses travaux et sa gloire.

Ainsi que l'homme, le cheval est fait pour tous les climats, pour tous les terrains. Il s'habitue et réussit presque partout ; d'une hémisphère à l'autre il n'y a guère de contrée où on ne le trouve ; il est devenu si nécessaire chez toutes les nations policées, que la richesse, la splendeur, la force et la sûreté d'un état, consistent en grande partie dans la quantité et la bonté de ses chevaux; il sert à l'agriculture, au commerce, à l'industrie, à l'art militaire, aux jouissances et aux aisances de la vie.

A ces divers services rapidement indiqués sont adaptées plusieurs races que nous ne ferons qu'énumérer, telles sont :

1° Les races d'Orient dont les principales sont les races Arabe, Persane, Barbe, Tartare, Turque, Hongroise, Transilvaine et Moldave.

2° Quelques races d'Europe, chez lesquelles on trouve encore quelques-uns des caractères appartenant aux chevaux d'Orient, comme 1° les races Anglaise, Andalouse, Danoise, Hollandaise, Flamande, Belge ; 2° les races Françaises, parmi lesquelles on remarque comme fournissant les meilleurs chevaux de trait, la Boulonaise, la Poitevine et la Franche-Comtoise. Comme races nobles, nous citerons 3° la Limousine, la Navarroise et la Normande, particulièrement employées aux attelages soit de luxe, soit de gros trait ; 4° enfin la race Bretonne, fournissant les chevaux de poste et de diligences.

En général, l'espagnol est le type du cheval de manége ; l'anglais du cheval de course et de chasse ; le normand, le limousin, l'auvergnat celui des beaux chevaux d'escadron.

Le cheval a naturellement trois allures ou mode de progression, le pas, le trot, le galop. Plus qu'aucun autre quadrupède, il contracte des allures défectueuses et en acquiert d'artificielles. La durée naturelle de sa vie est de trente à quarante ans ; mais elle est toujours abrégée par les services pénibles que nous exigeons de lui.

Des différentes parties qui composent l'ensemble du cheval. — Division et situation de ses diverses parties.

On divise le cheval en *tronc* et en *membres.*

Le tronc comprend : 1° La tête qui se divise elle-même en plusieurs régions ; 2° l'encolure ; 3° le poitrail ; 4° l'inter-ars ; 5° le passage des sangles; 6° le garrot; 7° le dos; 8° les reins ; 9° la croupe ; 10° le ventre ; 11° les mamelles chez la jument; 12° les côtes; 13° les flancs; 14° la queue; 15° le périnée ; 16° l'anus ou le fondement ; 17° les organes de la génération formés par les testicules et la verge chez le mâle, par la vulve chez la femelle.

Chaque membre antérieur ou jambe de devant est composé de l'épaule, du bras, de l'avant-bras, du coude, de l'ars, de la chataigne, du genou, du canon, du boulet, du fanon, du paturon, de la couronne et du pied.

Les membres postérieurs comprennent les hanches, les fesses, les cuisses, le grasset, la jambe, le jarret et le reste comme dans les membres du devant. Nous allons passer successivement en revue ces différentes parties (1).

Tronc et ses dépendances

1° La *tête*, que l'on peut considérer comme la partie antérieure du tronc, a la forme d'une pyramide tronquée, à quatre faces. Elle présente dans son ensemble un grand nombre de parties qui sont : la nuque, le toupet, le front, le chanfrein, le bout du nez, les oreilles, les parotides, les salières, les yeux, les larmiers, les joues, les naseaux, l'auge, la ganache, la houpe du menton, la barbe et enfin la bouche qui comprend elle-même les lèvres, les gencives, les barres, les dents, le palais, la langue.

La *nuque* ou l'espace qui est entre les deux oreilles, forme la partie supérieure de la tête.

Le *toupet* est cette portion de la crinière qui

(1) Voyez pour la position respective de la plupart de ces parties, la planche placée à la fin de cet ouvrage.

passe entre les deux oreilles et tombe en devant sur le front.

Le *front* se trouve à la partie supérieure et antérieure de la tête entre la nuque et le chanfrein.

Le *chanfrein* s'étend depuis les sourcils jusqu'aux naseaux.

Le *bout du nez* commence à l'endroit de la terminaison du chanfrein et finit à la lèvre antérieure entre les deux naseaux.

Les *oreilles* sont les parties cartilagineuses représentant un cône large et ouvert, situées de chaque côté de la tête.

Les *parotides* sont placées aux parties supérieures et latérales de la tête.

Les *salières* sont des enfoncemens plus ou moins grands que l'on remarque au-dessus des yeux ; elles ont pour base le coussinet graisseux de l'œil.

Les *yeux* n'ont pas besoin d'être définis ; il en sera question plus tard avec détail, en parlant de l'achat des chevaux.

Les *joues* s'étendent depuis les tempes et les parotides jusqu'aux lèvres.

Les *naseaux* sont les ouvertures extérieures des cavités du nez.

L'*auge* est la cavité qui se trouve en arrière de la barbe entre les deux ganaches.

Les *ganaches* sont les parties contournées et saillantes, situées à la partie postérieure de la tête et ayant pour base les contours de l'os de la mâchoire inférieure. C'est en dedans de la ganache que l'on tâte le pouls aux chevaux.

Le *menton* est la saillie arrondie qui se trouve en arrière de la lèvre inférieure.

La *barbe* est située en arrière du menton ; c'est sur elle que porte la gourmette.

La *bouche* et les *gencives* sont trop bien connues pour que nous indiquions leur situation.

Les *barres*, qu'il ne faut pas confondre avec les gencives, sont des intervalles dépourvus de dents, situés entre les grosses dents et les crochets ; c'est sur elles que s'appuie le mors.

Les *dents* sont au nombre de quarante chez le cheval adulte, savoir: 12 incisives, 4 crochets, 24 molaires.

La *langue* est logée dans l'espace que laisse intérieurement entre elles les deux branches de l'os de la mâchoire postérieure.

Le *palais* forme la voûte de la bouche.

2° L'*encolure* est située entre la tête et les parties antérieures du corps. Elle porte la *crinière* qui est ordinairement composée de crins rares et soyeux, chez les chevaux fins, de crins épais et grossiers chez les races communes.

3° Le *poitrail* est situé à la partie antérieure du corps, au-dessous de l'encolure, en avant des épaules.

4° L'*inter-ars*, comme son nom l'indique, est placé entre les ars, et s'étend depuis le poitrail jusqu'au passage des sangles.

5° Le *passage des sangles* est situé au-dessous de la poitrine, en arrière des ars.

6° Le *garrot*, portion élevée et plus ou moins saillante, formée par les apophyses épineuses des sept ou huit vertèbres dorsales, est placé entre l'encolure et le dos.

7° Le *dos* est placé entre le garrot et les reins.

8° Les *reins* sont situés entre le dos et la croupe.

9° La *croupe* est la partie supérieure du train de derrière, s'étendant depuis le lieu de la terminaison des reins, jusqu'au haut de la queue.

10° Le *ventre* ou l'abdomen vulgairement appelé *coffre*, est placé à la partie inférieure du corps entre le passage des sangles, et la verge ou les mamelles.

11° Les *mamelles*, au nombre de deux chez les jumens, sont situées à la partie postérieure et inférieure du ventre, à peu près dans l'endroit occupé chez le cheval par le fourreau et le membre. Elles sont peu apparentes chez les jumens non pleines, mais forment deux éminences très-prononcées chez celles qui portent ou qui allaitent.

12° Les *côtes*, au nombre de dix-huit de chaque côté, forment les parties latérales de la poitrine, et sont situées en arrière des épaules.

13° Les *flancs* ou les parties latérales du ventre, sont bornés supérieurement par les lombes, antérieurement par les fausses côtes, postérieurement par les hanches.

14° La *queue* est placée à la partie inférieure de la croupe.

15° Le *périnée* est l'espace compris entre les fesses depuis l'anus jusqu'aux testicules du mâle et jusqu'à la vulve de la femelle.

16° L'*anus ou le fondement*, que l'on peut considérer comme l'orifice postérieur du canal alimentaire, est placé immédiatement sous la queue dans un enfoncement formé par la saillie de cette partie et des cuisses.

17° Les *organes de la génération* occupent chez

le mâle la portion inférieure et postérieure du ventre et se composent des testicules et du membre. Les *testicules*, vulgairement appelés *bourses*, ne se montrent pas d'abord chez le poulain. Ils restent dans l'abdomen jusqu'à ce que l'animal ait atteint l'âge de six à sept mois; peu à peu ils descendent dans cette cavité, traversent l'anneau du muscle grand oblique et tombent enfin dans le scrotum qui s'allonge de même que toutes les parties qui les suspendent ou qui les contiennent. Ils sont ordinairement au nombre de deux; leur volume doit être assez considérable. Ils doivent être ni trop enflés, ni trop allongés, ni trop pendans, relevés et maintenus fermes près du *fourreau*; sorte de prolongement de la peau de l'abdomen, formant sous le ventre une espèce de gaîne qui doit bien se détacher du ventre et dont le volume doit être proportionné à celui du corps de l'animal.

Quant au *membre* proprement dit, sa situation et sa figure sont assez connues pour que nous nous dispensions d'en parler.

Les *parties extérieures de la génération* chez la jument, sont placées immédiatement au-dessous de l'anus, elles se composent : 1° de la vulve, fente de 4 à 5 travers de doigt de longueur, située perpendiculairement au-dessous de l'anus et formant l'orifice externe du vagin ; 2° des lèvres de la vulve ; 3° de la fossette naviculaire ; 4° du clitoris.

Lorsque la jument est en chaleur, toutes ces parties sont gonflées et rouges ; elles laissent échapper ou elles lancent à une distance assez éloignée, une humeur glaireuse et blanchâtre, au moyen des muscles dont elles sont pourvues. Alors la vulve s'ouvre par secousse et laisse voir l'intérieur du vagin. Cet effet a lieu à peu près comme on le voit après l'expulsion de l'urine.

Membres antérieurs ou Pieds de devant.

L'*épaule* et le *bras* sont confondus ensemble et ne forment à l'extérieur qu'une seule et même région que l'on décrit ordinairement sous le nom d'*épaule*.

L'*avant-bras* fait suite à l'épaule et sa longueur est en raison inverse de celle du canon.

Le *coude* est situé à la partie supérieure et postérieure de l'avant-bras.

L'*ars* est l'intervalle qui sépare les avant-bras et les cuisses.

La *chataigne*, espèce de corne molle et spongieuse, dénuée de poils, est placée au-dessus de chaque genou à la partie interne de l'extrémité inférieure de l'avant-bras.

Le *genou*, composé d'un certain nombre de petits os, forme l'articulation de l'avant-bras et du canon.

Le *canon* est situé entre le genou et le boulet et la partie détachée qu'il présente en arrière, se nomme le *tendon*.

Le *boulet* fait suite au canon, et est ainsi nommé à cause de sa forme arrondie.

Le *fanon* est un bouquet de crins plus ou moins développé, placé en arrière du boulet et qui contient une petite production cornée appelée *ergot*, de même espèce et de même consistance que la châtaigne.

Le *paturon* est placé entre le boulet et la couronne.

La *couronne* est la jointure qui précède immédiatement le pied.

Le *pied* est formé par l'ongle qui termine l'extrémité inférieure de chaque jambe de l'animal et que l'on nomme *sabot*. Parmi les différentes parties qui entrent dans la composition de cette production cornée , on remarque celle qui en forme la surface antérieure et latérale que l'on nomme *muraille* ou *paroi* , laquelle se subdivise en *pince* ou partie antérieure médiane répondant à la pince du fer : en *mamelles* qui viennent après de chaque côté de la pince ; en *quartiers* qui viennent après les mamelles, et en *talons* qui complètent la paroi et en forment la partie postérieure. Chaque talon se contourne au-dessous du pied, entre la fourchette et la sole, pour aller former ce qu'on appelle l'*arc-boutant* (barre de la paroi).

La surface inférieure du sabot présente aussi trois parties bien distinctes qui sont : 1° Le bord inférieur de la muraille ; 2° la sole qui a la forme d'un croissant et qui , suivant les parties de la paroi auxquelles son bord extérieur correspond, est divisée en sole de pince, sole de mamelles, de quartiers, de talons ; 3° enfin la fourchette, espèce de coin ou de pyramide complétant en arrière la surface inférieure du sabot, est formée d'une corne plus tendre que le reste du pied.

Membres postérieurs ou Jambes de derrière.

La *hanche* est la saillie qui se trouve entre la croupe et la cuisse.

Les *fesses* sont situées en arrière et en bas de la croupe.

La *cuisse*, formée par le fémur, articulée supérieurement avec les hanches et inférieurement avec le tibia, est placée entre la croupe et la jambe.

Le *grasset* situé à la partie supérieure et antérieure de la jambe, a pour base la rotule.

La *jambe* fait suite à la cuisse et se termine au jarret.

Les *jaarres* sont aux membres de derrière, ce que les genoux sont aux membres de devant.

Les autres régions qui terminent les membres postérieurs, offrent, à quelques légères exceptions près, les mêmes considérations que celles des membres du devant; nous nous abstiendrons d'en parler.

Des robes des chevaux.

Tous les chevaux ne sont pas de la même couleur; ils ont des robes (1) différentes parmi lesquelles on distingue surtout l'*alezan* composé de poils roux, dorés, rouges ou couleur de cannelle plus ou moins foncés. Le *bai* formé de poils rou-

(1) Ensemble des poils qui couvrent le corps des animaux en général.

geâtres comme l'alezan, mais qui en diffère en ce que les crins de la crinière et de la queue et la partie inférieure des quatre membres sont noirs. L'*Isabelle*, formée d'un blanc jaunâtre, tirant sur la couleur du beurre frais, avec crins et membres noirs. Il y a des alezans foncés, brûlés, des *bais* clairs, dorés, foncés, marrons, cerises. La robe ou couleur *grise* des chevaux, peut être argentée, pommelée. La *blanche* peut aussi présenter plusieurs nuances. Quelques chevaux sont tout-à-fait *noirs*, d'autres, et c'est le plus grand nombre, portent des marques particulières tantôt blanches, tantôt noires ou fauves.

De l'âge du cheval et de la manière de le déterminer d'après l'inspection de ses dents.

Le moyen de s'assurer de la naissance des animaux et d'en connaître l'âge, consiste à observer la marche de la nature dans celui des points ou elle est le plus invariable et où elle s'éloigne le moins des lois et de la route qu'elle s'est prescrite. Ainsi la dentition, c'est-à-dire le temps marqué par l'éruption des dents et par le temps assigné pour la chute de celles qui doivent tomber pour faire place à d'autres qui leur succèdent, étant uniformément constant chez tous les chevaux, la dentition a été regardée comme la règle la plus certaine et la plus propre à faire juger du nombre des années acquises par les uns et par les autres. C'est donc à l'inspection de ses dents que l'on peut reconnaître l'âge du cheval, aussi pour mieux nous faire comprendre ferons-nous précéder la théorie de leur éruption, de la description succincte de chaque espèce de dents en particulier.

Ainsi que nous l'avons dit plus haut, la bouche d'un cheval adulte est garnie de 40 dents, divisées pour chaque mâchoire en 6 incisives, destinées, ainsi que leur nom l'indique, à inciser, à couper les substances alimentaires ; en deux crochets ou angulaires qui manquent assez ordinairement chez les jumens et en douze molaires ou mâchelières, ayant pour usage de broyer, de moudre en quelque sorte les alimens. Toutes ces dents sont formées de deux substances bien distinctes : l'une extérieure, blanche, polie et très-dure, a reçu le nom d'*émail* ; l'autre intérieure formant la plus grande partie de la dent, a été nommée *ivoire*.

« Les dents du cheval, dit M. le docteur Beugnot (1), auquel nous empruntons la plus grande partie de ces détails, font leur sortie à des époques diverses : il en est quelques-unes qui paraissent peu de temps après la naissance et qui tombent à l'époque où l'animal parvient à l'âge adulte. Elles portent le nom de *dents de lait* ou *dents caduques* (incisives et premières molaires.) Ces dents, après leur chute, sont remplacées par d'autres qui prennent le nom de *dents de remplacement*; enfin il en est d'autres dont la sortie est assez tardive, et qui, ne tombant jamais, reçoivent le nom de *persistantes* (dernières molaires et crochets).

Les dents incisives sont au nombre de six à chaque mâchoire. Les deux antérieures, celles du milieu, portent le nom de *pinces;* celles qui les touchent de chaque côté celui de *mitoyennes ;* enfin les deux dernières portent le nom de *coins*. Ces dents offrent à considérer : 1° Une partie *libre* qui fait saillie de 7 à 8 lignes sur le bord de la gencive; 2° une partie enchassée, nommée *racine*, qui est fortement implantée dans les os des mâchoires.

(1) Habile médecin vétérinaire, ancien chef de service à l'école royale d'Alfort.

L'extrémité de la partie libre forme la *table dentaire.* Dans les dents qui n'ont point encore usé, cette table présente une cavité profonde, transversale, espèce de *cornet* plein d'une substance noirâtre, désignée sous le nom de *germe de fève.* A mesure que la dent s'use, cette cavité diminue d'étendue, s'approche du bord postérieur et finit par disparaître, on dit alors que la dent est *rasée.*

La racine de la dent est aussi creusée d'une cavité qui se prolonge jusque dans l'intérieur de la partie libre et qui diminue avec l'âge. L'oblitération de cette cavité, commence par la partie libre et continue du côté de la racine, qui s'allonge et prend toujours de l'accroissement. Les productions nouvelles prennent des formes qu'il est important de connaître puisqu'elles servent d'élémens à la connaissance de l'âge ; si l'on prend une dent incisive d'un cheval adulte, on voit qu'à sa partie libre, elle est aplatie d'avant en arrière, et que la forme de la table dentaire est à peu près celle d'un ovale très-allongé dans le sens transversal. Si l'on coupe cette dent en travers et de deux lignes en deux lignes, on voit cette forme ovalaire devenir plus parfaite à une première coupe. A une seconde coupe, la table dentaire est arrondie ; elle présente une forme triangulaire à une troisième époque, et enfin elle devient aplatie d'un côté à l'autre vers l'extrémité de la racine.

Tous les caractères que nous venons d'énumérer appartiennent aux dents incisives de remplacement. Les incisives caduques sont facilement reconnaissables à leur petitesse et à leur couleur laiteuse ; leur partie libre est séparée de la racine par un étranglement, par un *collet* qui ne se fait jamais remarquer dans les dents de remplacement.

Les crochets, au nombre de deux à chaque mâchoire, sont situés dans l'intervalle qui sépare les incisives des molaires. Leur partie libre est conique, striée extérieurement et fortement sillonnée sur la face interne. Les jumens en sont ordinairement dépourvues : quelquefois cependant, elles portent des crochets rudimentaires.

Quant aux molaires, comme elles ne servent pas à la connaissance de l'âge, il est inutile de les décrire. »

Signes à l'aide desquels on peut reconnaître l'âge des chevaux.

« L'étude de l'âge des chevaux offre trois périodes distinctes : 1° La sortie et le rasement des dents incisives caduques (1) ; 2° la sortie et le rasement des incisives de remplacement ; 3° les formes diverses que prennent les tables des dents incisives rasées.

C'est ordinairement au printemps, ou comme on le dit vulgairement, à l'époque des *herbes* que les poulains viennent au monde : c'est aussi de cette saison, que l'on compte pour les chevaux le commencement de chaque année.

Eruption ou sortie des dents caduques. A la naissance, aucune des incisives n'a fait son éruption. Les *pinces* sortent de six à huit jours : les *mitoyennes* de trente à quarante jours ; les *coins* de six à dix mois.

Lorsqu'une incisive fait son éruption, on commence à apercevoir un bord tranchant : c'est le

(1) On appelle *rasement* d'une dent l'effacement de la cavité de sa partie libre, à la suite de l'usure.

bord antérieur de la dent. Le bord postérieur n'est apparent que quelques jours après. Quand l'éruption est complète et que les dents inférieures se sont mises en contact avec les supérieures, le bord antérieur le plus saillant commence à s'user : bientôt il est au niveau du bord postérieur, et alors la table dentaire s'use régulièrement. Par suite de cette usure, la cavité ou cornet de la partie libre, diminue de profondeur, se rétrécit et finit par disparaître. C'est alors que l'on dit que la dent est rasée. Dès que l'usure d'une dent a commencé, la table présente deux rubans d'émail : l'un extérieur, qui enveloppe la dent, c'est l'émail d'encadrement ; l'autre intérieur, qui circonscrit la cavité, c'est l'émail central. Cette circonstance est importante à noter, parce qu'elle sert à déjouer les ruses des maquignons qui *contremarquent* les chevaux pour les faire paraître plus jeunes.

Les pinces inférieures sont toujours rasées à dix mois ; les mitoyennes à un an, les coins de quinze à vingt-quatre mois.

Eruption et rasement des remplaçantes. Les pinces sortent de deux ans et demi à trois ans ;

les mitoyennes de trois ans et demi à quatre ans, et les coins de quatre ans et demi à cinq ans.

A cinq ans, un cheval doit avoir toutes ses incisives ; toutefois il peut les présenter avant cet âge, parce que les marchands, intéressés à donner aux *jeunes chevaux* l'apparence de l'*âge fait*, arrachent quelquefois les coins et les mitoyennes caduques, dans le but de hâter la sortie des remplaçantes et de faire paraître les animaux un peu plus âgés qu'ils ne le sont réellement : aussi doit-on regarder comme n'ayant que quatre ans, un cheval qui, au mois de mai ou de juin, n'a pas les coins bien sortis.

A six ans, le rasement des pinces inférieures est complet; celui des mitoyennes a commencé ; le bord postérieur des coins est au niveau de l'antérieur.

A sept ans les mitoyennes sont complètement rasés ; le bord postérieur des coins est déjà très-usé. On aperçoit une échancrure aux coins supérieurs.

A huit ans, rasement de toute la mâchoire inférieure. Les dents sont devenues ovales. La cavité est remplacée par le cul-de-sac du cornet dentaire.

Le rasement des dents supérieures est tellement irrégulier, qu'il ne peut être d'aucune utilité à la connaissance de l'âge.

Formes successives de la table dentaire. Nous avons déjà dit que la dent du cheval que l'on avait coupée transversalement à différentes hauteurs, présentait des tables qui affectaient successivement les formes ovales, arrondies, triangulaires et biangulaires ou aplaties. Supposons qu'au lieu d'être coupée, la dent soit naturellement usée par le frottement, ses formes n'en paraîtront pas moins. C'est, en effet, ce qui a lieu.

Lorsque les dents incisives ont fait leur sortie, elles continuent à croître en longueur, du côté de la racine, pendant une grande partie de la vie. Cet accroissement continuel est accompagné d'une égale sortie des dents au dehors. Il en résulte que les parties usées sont constamment remplacées par d'autres, et que telle portion de la dent qui, dans le jeune âge, faisait partie de la racine, vient à son tour former la table à une époque plus ou moins avancée de la vie.

A cet élément de la connaissance de l'âge vient

s'en ajouter un autre, basé sur les formes diverses que prend successivement le cul-de-sac de la cavité dentaire, jusqu'à sa disparition complète. Enfin, l'apparition du cul-de-sac de la cavité de la racine peut, comme nous allons le voir, donner quelques indices qui ne sont pas sans utilité.

A neuf ans, les pinces inférieures s'arrondissent, l'ovale des mitoyennes et des coins se rétrécit : l'émail central qui encadre le cul-de-sac de la cavité dentaire se rapproche du bord postérieur.

A dix ans, les mitoyennes s'arrondissent, les coins sont ovales; l'émail central a diminué d'étendue et s'est encore rapproché du bord postérieur.

A onze ans, les coins s'arrondissent, l'émail central ne forme plus qu'un petit point très-étroit près du bord postérieur.

A douze ans, rondeur parfaite de toutes les incisives; disparition complète de l'émail central qui est remplacé par une bande jaunâtre, trace du cul-de-sac de la cavité de la racine ; cette bande apparaît au milieu de la surface de frottement.

A treize ans, les pinces commencent à devenir triangulaires.

A quatorze ans, triangularité complète des pinces ; les mitoyennes commencent à devenir triangulaires.

A quinze ans, triangularité des mitoyennes.

A seize ans, triangularité complète de la mâchoire inférieure.

A dix-sept ans, les incisives inférieures sont encore triangulaires, les côtés des triangles sont tous trois de la même longueur.

A dix-huit ans, les parties latérales du triangle s'allongent dans les pinces.

A dix-neuf ans, les pinces inférieures sont aplaties d'un côté à l'autre.

A vingt ans, les mitoyennes ont la même forme.

A vingt et un ans, toutes les incisives inférieures sont aplaties d'un côté à l'autre, en d'autres termes leurs parties latérales sont très-allongées, tandis que leurs bords antérieurs et postérieurs sont très-étroits et presque angulaires. Passé cette époque, il est impossible d'avoir des idées précises sur l'âge des chevaux.

Les principes que nous venons de détailler ne sont applicables que dans le cas ou l'usure et la pousse des dents ont été régulières. L'excès ou le défaut de longueur des incisives peut donner lieu à des erreurs, qu'il est facile de rectifier avec un peu d'attention. Nous allons en donner les moyens.

Les dents incisives ont à peu près sept lignes de longueur au-dessus de la gencive, elles usent, terme moyen, d'une ligne à une ligne et demie par année. Si par suite du mode de nourriture, un cheval use moins que dans les circonstances ordinaires, la pousse de ses dents n'en continuera pas moins et celles-ci pourront acquérir plus de longueur. Dans ce cas, l'inspection pure et simple des tables dentaires, pourra faire croire que le cheval est plus jeune qu'il ne l'est réellement, mais on arrivera à l'appréciation exacte de l'âge en ajoutant par la pensée autant dannées qu'il y a de lignes et demie en longueur. Par exemple, si un cheval marque huit ans, et que ses dents soient longues de dix lignes, il aura en réalité dix ans.

Réciproquement lorsque les dents sont trop courtes, le cheval paraît plus vieux qu'il ne l'est, et il faut lui retrancher autant d'années que les dents ont de lignes et demie de moins en longueur,

Quand on sera bien pénétré de tous ces principes, on ne sera jamais embarrassé pour reconnaître l'âge des chevaux.»

De l'achat des chevaux en général et de la manière de procéder à l'examen d'un cheval en vente.

L'achat des chevaux exige non-seulement la connaissance la plus approfondie de leur conformation extérieure et des principaux défauts dont ils peuvent être affectés, mais encore celle de leur structure interne, afin qu'en saisissant la beauté des formes, le moelleux des contours, le charme de l'ensemble, on puisse aussi prévoir les conséquences plus ou moins graves dont peuvent être pour la santé et la force de l'animal la disposition, la situation et la figure des parties soumises à l'examen.

On n'obtient ces renseignemens nécessaires et indispensables que par une longue étude à laquelle doivent nécessairement être réunis un tact fin, la justesse du coup-d'œil et l'habitude de voir. Peu de personnes jouissent de ces avantages,

En général, il est certaines qualités que l'on doit désirer rencontrer chez les chevaux de tous les services : c'est une construction solide qui se manifeste par l'aplomb des extrémités sur le terrain, la franchise et la liberté des mouvemens, la vigueur soutenue dans les exercices lents et rapides; autant que possible les muscles doivent être bien prononcés, les poils très-fins, les crins doux et peu abondans.

La tête, pour être réputée bien faite, doit correspondre aux parties avec lesquelles elle forme un tout et leur être exactement proportionnée. Si elle est trop courte ou trop longue, elle est également défectueuse, et n'est bien placée qu'autant que le front tombe perpendiculairement au bout du nez, qu'elle part immédiatement du sommet de l'encolure et en est parfaitement séparée. Elle doit toujours se terminer en diminuant d'épaisseur, être en justes proportions avec le reste du corps. Une tête trop longue est défectueuse surtout pour un cheval de selle, parce qu'elle le rend plus pesant et plus sujet à boiter.

Les oreilles doivent être en proportion avec la tête; il faut qu'elles ne soient ni trop longues, ni trop courtes; ni trop en avant, ni trop en arrière;

elles doivent être naissantes près du sommet de la tête, minces et déliées, larges proportionnellement à leur longueur, et avoir leurs pointes en avant quand l'animal est en action ; ce qui est un signe de vigueur et de vivacité.

Le front doit avoir une largeur relative au volume de la tête.

Les salières doivent être pleines: celles qui présentent une trop grande cavité, doivent être considérées comme une difformité.

Les yeux doivent être grands, à fleur de tête, et avoir leurs paupières bien dilatées.

Les naseaux doivent être tapissés d'une membrane muqueuse, vive, bien distincte et vermeille; ils doivent en outre être larges ; la facilité de la respiration de l'animal dépendant principalement du passage plus ou moins grand que livre à l'air leur ouverture.

La bouche n'est pas la partie du cheval qui exige le moins d'attention ; elle ne doit être ni trop ni trop peu fendue. Elle est réputée bonne et fraîche, quand elle supporte le mors et obéit bien aux indications que le cavalier donne avec la bride.

Les lèvres ne doivent avoir ni trop de largeur,

ni trop de mollesse, ni trop d'épaisseur ; une lèvre inférieure trop épaisse peut gêner l'appui du mors et donner au cheval une bouche dure. Des lèvres pendantes ne protègeraient pas assez les barres qui ne doivent être ni trop élevées, ni trop tranchantes, ni trop basses. On doit surtout prendre garde à ce que les lèvres soient bien saines, qu'elles ne soient point intérieurement parsemées de boutons et n'aient point été entamées par des mors mal faits et mal polis.

La langue ne doit être ni trop petite, ni trop épaisse, ce qui la rendrait dure; il faut aussi que dans toute son étendue elle soit dégagée de tout corps ou de toutes glandes tuméfiées, comme il s'en développe assez souvent sur elle dans certaines maladies.

L'encolure donnant à l'animal dans son avant-main, de la grâce, de la beauté, de la noblesse, sa longueur doit être proportionnée au corps, et elle sera telle si elle est égale à celle de la tête. Une encolure *courte* est ordinairement épaisse et chargée, elle rend le cheval pesant à la main. Elle est bien *sortie* quand elle monte et s'élève sur-le-champ en diminuant imperceptiblement et peu à peu d'épaisseur jusqu'à la tête, en se contournant à mesure qu'elle en approche. On appelle encolure *rouée*, celle qui, en quittant le garrot, s'élève et s'arrondit insensiblement en se portant en arc de cercle jusqu'à la nuque ; conformation qui plaît à la vue et contribue à donner du grâcieux aux mouvemens du cheval. L'encolure *droite* est un des caractères des races distinguées, telles que les races arabe et anglaise.

La crin ière doit être garnie de crins longs, soyeux et en petite quantité. Une crinière longue et trop fourrée gâte cette partie et exige des soins extrêmes de la part des palefreniers.

Le garrot, pour être réputé beau, doit être élevé, tranchant et en quelque sorte décharné. Un garrot large, empâté et bas est très-susceptible d'être blessé surtout chez les chevaux de selle.

Le poitrail doit être proportionné au volume et à la masse du corps; l'étroitesse de cette partie est une marque de faiblesse chez l'animal; un poitrail large convient surtout aux chevaux de gros trait.

L'épaule est de toutes les parties du cheval celle qui doit fixer le plus l'attention de l'acquéreur. Elle doit être sèche, aplatie, longue et surtout oblique, puisque de sa plus ou moins grande obliquité, dépend l'action de levier qui donne au cheval ce beau mouvement que l'on doit chercher à rencontrer chez celui dont on veut faire l'acquisition. Une épaule trop droite présente plusieurs inconvéniens qui, en nuisant à la beauté des mouvemens, tend à laisser les extrémités antérieures sous le centre et conséquemment à rendre le cheval peu *sûr de jambes*.

Les mouvemens des épaules doivent être libres, faciles, étendus, sans pour cela avoir trop de liberté : défaut que l'on peut néanmoins faire disparaître par l'éducation, et que l'on rencontre assez souvent chez les jeunes chevaux qui n'ont pas encore été dressés.

Il ne faut pas non plus que l'épaule soit maigre ou chargée (1). Cette dernière disposition, très-mauvaise chez le cheval de selle, qu'elle rend lourd et sujet à buter, est au contraire très-bonne

(1) On appelle épaule *maigre* celle dont les saillies osseuses sont très-développées, et les parties charnues peu prononcées. On nomme au contraire épaule *chargée* celle dont on n'aperçoit plus les parties osseuses, et dont les masses charnues sont considérables.

chez les chevaux de gros trait, qui doivent agir autant par leur masse que par leur vigueur.

L'avant-bras doit avoir une longueur proportionnée soit à l'épaisseur du corps, soit à la hauteur de l'animal, soit enfin aux justes dimensions qui terminent les extrémités antérieures. Lorsque l'avant-bras est long , il est accompagné de canons courts, et alors le cheval est exposé à buter un peu, tout en étant susceptible d'embrasser beaucoup de terrain dans les allures vives ; lorsqu'il est court , comme chez la plupart des chevaux espagnols, l'animal ne bute pas ; il piaffe , relève très-haut les membres antérieurs , et embrasse moins de terrain , si l'on exige de lui les même allures. Enfin un avant-bras court est un vice essentiel de conformation. Quant au *coude*, son sommet doit être légèrement arrondi et un peu éloigné de la poitrine. S'il est serré contre les côtes, il nuit nécessairement à la liberté des mouvemens des membres.

Le genou doit être en proportion avec la jambe, descendre et se terminer également dans ses parties latérales. Il doit avoir une forme plate et non pas ronde. Il doit en outre être large, libre, sain, bien développé , et présenter avec l'avant-bras et le canon une ligne parfaitement verticale. Il ne doit donc pas sortir de cette ligne ni en avant, ni en arrière ; il ne faudrait pas cependant rejeter le cheval dont le genou ne serait pas dans la direction voulue, surtout si la tête était bien attachée, l'épaule renversée, et si les reins bien faits annonçaient de la force. Il ne faut pas non plus que le genou soit trop volumineux, qu'il soit dévié en dedans, qu'il soit grêle et arrondi. Il importe aussi que cette partie soit exempte de tumeurs molles et osseuses (ce qui constitue le genou *cerclé, empâté*), de crevasses (*malandres*, *rapes*), de blessures, résultat d'une chute (genou *couronné*) ; ce qui indique presque toujours de la faiblesse dans les membres du devant.

Le canon, dont l'épaisseur ou le diamètre doit être proportionné à l'avant-bras, doit avoir une longueur proportionnée soit à l'épaisseur du corps, soit à la hauteur de l'animal. Il doit en outre être sain, et ne présenter dans aucune des parties qui entrent dans sa composition, ni tumeurs molles ni tumeurs osseuses (*suros*, *mollettes*) qui, lorsqu'elles sont bien développées, doivent nécessairement faire déprécier l'animal et nuire même au service qu'on désire en retirer, par la gêne qu'elles apportent dans l'exécution de ses mouvemens.

Le tendon doit également avoir un volume proportionné à l'épaisseur du canon, de manière à augmenter la largeur de la jambe dans cet endroit, et à contribuer en quelque sorte à lui donner la forme qu'elle doit avoir. Un tendon grêle et petit annonce la faiblesse des membres.

Le boulet doit être bien développé, sec et situé sur la même ligne que le genou et le canon, mais à trois travers de doigts environ en arrière de la couronne. Il est défectueux toutes les fois qu'il est sur la même ligne droite que le canon et la couronne : une semblable conformation chez le cheval dénote de la fatigue et de l'usure. Il est encore bien plus défectueux quand il sort en avant de cette ligne et que sa partie antérieure se trouve perpendiculaire à la pince. Un cheval ainsi conformé est tout-à-fait hors de service. Si le boulet est porté très-en arrière, et si le pâturon est long, cette disposition des parties détermine bientôt de la fatigue dans les tendons, et le développement à sa partie supérieure et latérale, de mollettes qui, rarement font boiter l'animal dès leur début, mais qui, plus tard, peuvent présenter de grands inconvéniens. Le boulet ne doit point être engorgé : il ne doit point non plus présenter de blessures en dedans.

Le pâturon doit avoir une épaisseur en proportion avec celle des autres portions de l'extrémité dont il fait partie. Sa longueur ne doit être ni trop courte ni trop longue.

La couronne doit accompagner la rondeur du sabot ou de l'ongle sans la déborder.

Le pied ou sabot du cheval est d'autant plus essentiel à examiner, que la plupart des défauts qu'on y peut rencontrer tendent à rendre cet animal inutile et incapable de servir.

Le volume du *sabot* ou de l'ongle qui termine les quatre extrémités inférieures, doit être proportionné à la partie à laquelle il répond. Des pieds dont le volume est excessif annoncent la pesanteur, la mollesse, la faiblesse du cheval, qui sera incapable de supporter la moindre fatigue. Le sabot doit être lisse, poli et uni dans toute son étendue.

La fourchette doit être proportionnée au pied, c'est-à-dire n'être ni trop ni trop peu nourrie.

La sole doit avoir une consistance très-forte et très-solide.

« Le *pied* bien conformé et bon, dit M. Girard, est celui dont la grandeur, l'inclinaison et la direction se trouvent dans de justes proportions avec les autres parties du corps, dont l'ongle est compact et liant sans être cassant; dont la paroi un peu luisante offre un aspect fibreux et une surface unie; dont les talons assez écartés l'un de l'autre, dépassent un peu la fourchette; dont la surface inférieure est creuse dans le milieu, tandis que toute sa circonférence déborde d'une manière à peu près égale. Tout pied dans lequel ces caractères ne se trouvent point réunis, est dit défectueux. »

Le dos sur lequel doit reposer la selle, doit être légèrement concave de devant en arrière et avoir une longueur convenable. Cette partie doit en outre être bien fournie, unie et bien égale. Un dos trop long diminue beaucoup la force de l'animal, tout en rendant ses mouvemens plus doux. Un dos tranchant et trop élevé est un indice de réactions dures, mais cette conformation donne plus de vigueur aux chevaux pour supporter des fardeaux, et sous ce rapport convient très-bien aux chevaux de bât.

Les reins doivent être bien proportionnés : les

reins longs sont toujours faibles et constituent un défaut, quelque soit le service auquel on se propose de soumettre l'animal. Les reins courts sont une bonne qualité; ils doivent en outre être modérément flexibles.

Les côtes doivent être amples et arrondies, pour mieux embrasser les parties et les viscères qu'elles contiennent. Des côtes trop droites (côtes plates), rendent la poitrine serrée et le cheval court d'haleine.

Le ventre doit être proportionné à la taille de l'animal et par conséquent médiocre chez les chevaux de taille légère, et d'une plus grande étendue chez ceux de trait et de carrosse. Un ventre trop volumineux indique des chevaux lourds et grands mangeurs.

Les flancs doivent être pleins à l'égal du ventre : ils seront d'autant plus beaux qu'ils seront plus courts et que leurs mouvemens pendant la marche ou la course, ne seront ni trop vifs, ni trop lents, ni trop égaux. Des flancs creux dénotent une faible santé.

Le membre doit sortir librement quand le cheval veut uriner, c'est-à-dire *dégainer* avec facilité.

La croupe doit être arrondie et divisée par une espèce de canal régnant dans son milieu, et former ce qu'on nomme les *reins doubles*. Quand elle est horizontale, comme chez les chevaux de races distinguées, elle est d'une grande beauté, donne de la force à l'arrière-main et de la rapidité aux allures. Une croupe courte indique peu de force dans les parties postérieures. Comme une croupe étroite dénote de la faiblesse dans l'arrière-main. Une croupe large est un défaut chez les chevaux de selle ; c'est au contraire une qualité chez les chevaux de trait et chez les jumens poulinières.

Les fesses doivent être pleines, rondes et proportionnées à la forme de la croupe, des hanches et des cuisses.

Les hanches ne doivent être ni trop courtes, ni trop longues.

La cuisse doit suivre et accompagner la rondeur des hanches, être sèche, arrondie et bien développée.

La jambe, quant à sa longueur et à son volume, doit être en proportion avec la longueur et le volume des hanches et de la cuisse.

Les jarrets exigent l'attention la plus sérieuse.

Quelque légers en effet qu'en soient les défauts, ils sont toujours très-nuisibles ; leur volume doit être proportionné au tout dont ils font partie. Ils doivent être larges et plats ; secs et bien évidés ; des jarrets petits et étroits manquent de force ; des jarrets *charnus*, des jarrets *pleins* ou gras, sont toujours chargés d'humeurs et sujets à une multitude de maux. Ce sont ordinairement des tumeurs molles (*capelets*, *vésigons*), osseuses (*courbes*, *éparvins calleux*, *jardons*) ; des crevasses (*rapes*, *solandres*) situées tantôt à la partie inférieure et externe du jarret, tantôt à sa partie supérieure et interne, tantôt à son pli, dans le vide qui se trouve en avant de la pointe : maladies à la vérité peu graves par elles-mêmes, mais qui très-souvent gênent le jeu de l'articulation. Il est bon aussi de s'assurer si les jarrets ne sont point atteints d'*éparvin sec*, véritable infirmité produite par un mouvement convulsif du jarret et qui a lieu pendant la flexion sans qu'on puisse apercevoir la moindre grosseur pour en rendre compte. Cette sorte de convulsion locale est très-désagréable à l'œil ; elle est en outre tout-à-fait incurable, et si elle diminue en apparence lorsque le chevel est échauffé, elle reparaît ensuite dès que l'animal a été refroidi et qu'il sort de l'écurie pour commencer son travail.

La queue ne doit doit être ni trop haute ni trop basse. Quand elle est trop élevée, la croupe paraît pointue ; elle doit être néanmoins attachée haut, comme chez les chevaux nobles dont la croupe est horizontale ; enfin elle est d'autant plus belle, qu'elle est portée plus horizontalement.

L'anus ou fondement doit être exactement fermé et présenter dans son enfoncemeut une éminence ferme et saillante ; lorsqu'il est ouvert ou béant, c'est ordinairementun signe que l'animal vient d'être atteint de quelques maladies aiguës, qu'il est épuisé, ou qu'il a été soumis à des travaux au-dessus de ses forces.

On conçoit que les diverses proportions que nous indiquons ici comme principaux signes caractéristiques d'une bonne conformation chez le cheval, ne peuvent point se trouver toutes réunies chez le même individu et qu'elles doivent nécessairement varier suivant la nature de celui-ci et le genre de service auquel il est destiné. On doit donc, quand on se propose d'acheter un cheval, tenir compte de ces différentes circonstances, et ne pas rejeter de suite celui qui ne serait point conformé avec toute la régularité que l'on pourrait désirer, surtout si quelques-uns de ses défauts étaient rachetés par de très-grandes qualités.

De la manière d'examiner dans le repos et dans l'action le cheval que l'on veut acheter.

Pour procéder convenablement à cet examen, on doit toujours considérer le cheval, quand les circonstances le permettent : 1° dans l'écurie, avant qu'on ne l'ait préparé pour l'en faire sortir ; 2° hors de l'écurie (dans le repos et dans l'action) en l'appliquant à toutes les épreuves que les examens préalables peuvent faire regarder comme nécessaires.

Dans l'écurie, il faut considérer non-seulement l'ensemble de l'animal, mais encore son attitude; on doit de plus s'assurer s'il n'a point de tic, s'il est ou non facile à aborder; s'il se laisse toucher et brider sans manifester l'intention de ruer ou de mordre ; enfin, au moment où on le retourne pour le faire sortir de l'écurie, on doit regarder attentivement ses jarrets afin de voir comment ils se fléchissent, et quand l'animal a été conduit sur le seuil de la porte, on procède à l'examen de ses yeux pour s'assurer si les mouvemens de resserrement et de dilatation de la pupille sont sensibles.

Les yeux sont en effet de toutes les parties à examiner chez le cheval, celle qui est encore aujourd'hui la moins bien connue. L'inspection répétée, mais malheureusement toujours superficielle que l'on fait de cette partie, n'a pu mener à aucune connaissance solide de ses défectuosités ou de ses beautés extérieures.

Il est des chevaux chez lesquels les yeux paraissent parfaitement beaux et sains et qui néanmoins sont privés de la faculté de voir; il est donc toujours bon d'observer attentivement les mouvemens de la prunelle (pupille) et de l'iris. A cet effet, on abaisse la paupière supérieure et on la tient dans cet état pendant un instant ; on laisse ensuite ouvrir l'œil à l'animal, puis on remarque si la pupille se resserre et jusqu'à quel point sa contraction a lieu; dès qu'elle est entièrement privée de mouvement, le sens de la vue est irrévocablement aboli.

On peut encore procéder à cet examen d'une

manière plus certaine. Le cheval étant placé à l'abri du grand jour, soit dans une écurie, soit sous un hangar, on commence par le faire reculer insensiblement, de manière à pouvoir ensuite l'exposer à volonté, à une lumière plus ou moins vive; alors la prunelle se dilate visiblement. Cela fait, on ramène l'animal en avant, pas à pas, et à mesure qu'il revient au grand jour, elle doit se resserrer. Cette dernière méthode est d'autant plus certaine, qu'en s'y conformant exactement, tous les mouvemens de la pupille sont extrêmement sensibles, qu'on peut en observer en même temps les divers états, et reconnaître parfaitement la force, la faiblesse, l'égalité ou l'absence de la vue de l'animal; en général les yeux doivent être animés, vifs, brillans. Les paupières fines, saines et bien mobiles.

A peine le cheval est-il hors de l'écurie, qu'il faut d'un coup-d'œil embrasser son ensemble et juger de son aptitude pour tel ou tel service : après cet examen général, on passe aux détails des autres parties de la tête.

On s'assure d'abord de l'âge de l'animal, en lui ouvrant la bouche (*voyez* pour tout ce qui concerne cet examen, les pages 30 et suivantes);

on considère les barres sous le rapport de leur intégrité et de leur conformation ; on regarde s'il n'y a pas de dents cariées. Après l'examen de la bouche, on passe la main sous la ganache pour voir s'il n'y a pas engorgement des glandes, et s'il n'y a pas lieu de soupçonner l'existence de la morve; on visite les naseaux, on considère leur ouverture, l'état de la membrane qui la tapisse et celui du mucus qu'elle sécrète; puis on serre fortement la gorge du cheval afin de le faire tousser et de s'assurer par la nature de la toux, de l'état de la poitrine; on passe ensuite la main sur le garrot, sur le dos et les reins que l'on cherche à faire fléchir ; enfin on prend la queue et on la soulève pour juger du degré de résistance que l'animal lui oppose ; on regarde avec attention les parties latérales du corps en commençant par l'encolure où l'on tâte les jugulaires; puis on va successivement jusqu'aux flancs dont on considère avec soin les mouvemens, afin de s'assurer si le cheval est ou n'est pas poussif; on continue cet examen par celui des membres dont on étudie d'abord la direction et les aplombs (1), en se plaçant

(1) Les aplombs chez les chevaux consistent dans la

successivement en face, sur le côté et en arrière de l'animal; on examine le développement musculaire de chaque région en particulier, on voit si les articulations sont larges, si ces parties sont bien conformées, intègres et sèches; puis on termine par un examen attentif des pieds.

Ces différentes épreuves terminées, on fait marcher puis trotter le cheval, en ayant soin de le considérer de tous les côtés, d'analyser l'action isolée de chaque membre, de voir si l'animal pose et appuie franchement le pied.

Le trot étant l'allure ou la première épreuve à laquelle on doit soumettre un cheval en vente, il faut dans cette allure considérer attentivement cet animal et voir si cette action est prompte et ferme; il faut de plus que le maniement des membres soit libre, sans cependant que l'action des épaules et des bras soit élevée.

L'animal doit montrer de la légèreté. Il faut que le derrière chasse le devant avec franchise, que la tête se maintienne haute naturellement,

répartition régulière du corps sur les quatre membres; dans la justesse de la direction de ces membres et dans l'appui des sabots sur le sol par toute leur circonférence.

sans le secours trompeur de la main du palefrenier qui le fait trotter.

Il faut aussi que les reins soient droits, que les mouvemens de l'avant et de l'arrière-main soient uniformes ; que l'animal ne se *berce pas*, qu'il embrasse proportionnellement le terrain ; qu'il trotte devant lui sans forger, sans s'attrapper et sans jeter les jambes de devant en dehors, lesquelles ne doivent point s'écarter de la ligne du corps.

Le cheval lève-t-il une jambe de devant ? on s'assurera si cette action s'effectue avec hardiesse et légèreté ; si le genou est suffisamment plié, si cette même jambe parvient à une élévation convenable ; si, lorsqu'elle y est parvenue, elle s'y soutient pendant un certain temps et si l'action de chaque membre est en raison de celui qui lui correspond.

Règle générale, il ne faut jamais débuter par des aides capables d'animer le cheval. On l'observe attentivement au moment du départ. On regarde si le premier mouvement est opéré librement, de bonne volonté et sans aucune action désordonnée de la tête; on l'éloigne peu à peu du lieu où le marchand le met en montre. Si le cheval témoigne de l'ardeur, on l'apaise, on ne lui demande rien, on ne le tient point; on le laisse marcher et cheminer quelque temps à son gré, et l'on voit insensiblement ensuite, en le renfermant et même en l'attaquant par degrés, s'il demeure placé, s'il aura de la franchise, de l'appui, s'il est libre à toutes mains.

Assez ordinairement le marchand accompagne l'amateur qui fait l'essai d'un cheval, afin de déterminer ce dernier, s'il est susceptible de se retenir; s'il en est ainsi, on doit se détacher de l'animal dans le cours de la promenade, pour s'assurer s'il ne *tient* pas aux autres chevaux. Il importe aussi, au retour, de le présenter à plusieurs reprises, devant la maison du marchand, et après qu'il y est entré, de l'en faire ressortir plusieurs fois de suite.

De semblables épreuves sont à peu près les seules à l'aide desquelles on peut porter un jugement d'autant plus certain sur le cheval que l'on veut acheter, qu'ainsi que nous l'avons déjà fait pressentir, ses mouvemens sont un indice non équivoque de sa nature. En procédant de cette manière, il est presque impossible de se tromper, surtout si l'animal est présenté franchement à l'acheteur.

De l'achat et du choix des chevaux, d'après les différens services auxquels on les destine.

On peut diviser les chevaux en trois classes, selon les usages auxquels on veut les faire servir.

La première classe comprend les chevaux qui portent, tels sont les *chevaux de selle* proprement dits.

La seconde, ceux qui tirent, ou les *chevaux de trait*, divisés eux-mêmes en trois sections.

La troisième, ceux qui portent et qui tirent en même temps, ou alternativement; on nomme ces derniers des chevaux à *deux fins*.

Parmi les chevaux de *selle*, autrement dits de *luxe*, de *main*, il en est qui doivent être fins et distingués : ce sont ceux de *maître*, de *manége*, de *femme*, de *course*, de *chasse*, d'*escadron*. Ces différens chevaux doivent tenir de la nature ou de l'éducation, la vivacité, la légèreté, le brillant dans les allures; c'est-à-dire que leurs mouvemens doivent être cadencés, déliés, sûrs et agréables. Ils doivent avoir la bouche sensible et *fine*.

Leurs caractères généraux, sauf quelques modifications rendues nécessaires pour la spécialité de leur service, et que nous indiquerons, doivent être à peu près les suivans :

Taille moyenne variant de 1 mètre 44 cent. à 1 mètre 54 cent. (1). Peau fine, poils courts, serrés ; crins rares et soyeux, absence de fanons ; habitude du corps sèche et anguleuse ; éminences osseuses extérieures bien prononcées; muscles bien dessinés ; articulations larges ; vaisseaux superficiels apparens ; crâne ample ; oreilles bien placées ; naseaux dilatés ; yeux grands. Encolure de cygne pour les chevaux de manége,

(1) Chez un cheval de selle ou de luxe bien proportionné, la hauteur de l'animal, mesurée du sommet du garrot à terre, est de deux têtes et demie, et la longueur du corps, prise de la pointe de l'épaule à la pointe de la fesse, d'une étendue égale. — Dès que la tête donnera en longueur ou en hauteur à l'animal mesuré, plus de deux fois et demie sa longueur, elle sera trop longue : si elle donne moins, elle sera trop courte. — Suivant Bourgelat, la longueur de la tête se mesure entre deux lignes parallèles tangentes, l'une à la nuque et l'autre à l'extrémité de la lèvre supérieure, par une ligne perpendiculaire à ces deux parallèles. Cette longueur se divise en trois portions que l'on nomme *primes,* que l'on peut fractionner en divisant chaque prime en trois parties égales appelées *secondes*, chacune desquelles est encore subdivisée en 24 *points*. Ainsi une tête est divisée en 3 primes, 9 secondes et 216 points,

droite ou même renversée pour les autres services. Garrot élevé, croupe saillante ; queue attachée haut, se relevant en trompe pendant l'exercice. Poitrine haute ; ventre peu développé ; épaules sèches ; extrémités pas très-longues, jambes fines, rondes, écartées ; sabot médiocrement lisse et très-dur.

Les *chevaux de trait* proprement dits sont : 1° ceux de carrosse, de cabriolet : 2° ceux de poste, de messagerie; 3° ceux de roulage, de labour, qui constituent les chevaux de *gros tirage.*

Les meilleurs chevaux de gros tirage sont les Flamands et les Boulonnais ; en voici les principaux caractères : Taille de 1 mèt. 62 cent. et au-dessus. Formes lourdes et empâtées ; poils gros, peu longs ; tête grosse, courte, chargée de ganache. Encolure forte, garnie d'une crinière touffue. Garrot bas, poitrail énorme ; croupe large, avalée, double ; c'est-à-dire très-oblique et partagée dans son milieu par un sillon longitudinal plus ou moins profond. Ventre volumineux ; extrémités courtes et fortes. Fanons longs et crépus ; pieds évasés et gros.

Qualités propres aux principales espèces de chevaux.

Cheval fin. Ce cheval doit toujours être de légère taille; et toutes les fois que l'on se propose de s'en servir, soit pour la course , le manége, soit en voyage , à la chasse , à la guerre , ou comme cheval de maître , il doit être choisi parmi les différens chevaux résultant du mélange des races. Nous avons fait connaître plus haut les principaux caractères de ces chevaux.

Cheval de manége. Le cheval de manége doit avoir de la beauté et de la grâce. Il faut qu'il soit nerveux , léger , brillant ; que sa bouche soit belle ; que ses mouvemens soient lians , et que ses reins surtout soient bons. On exige aussi de lui une encolure en cou de cygne , c'est-à-dire formant une courbe qui ne commence que vers le milieu de la longueur pour se continuer jusqu'à la tête.

Cheval de dame, de promenade. La tranquillité, la docilité, l'exacte obéissance, la bonté de la bouche ; des allures sûres et douces , une taille médiocre , une franchise à l'épreuve de tous les objets capables d'effrayer , d'émouvoir , sont les qualités que l'on doit rechercher chez les chevaux de promenade et de femmes.

Cheval de chasse. Ce cheval doit avoir surtout du fond et de l'haleine. Il faut que ses épaules soient plates et très-libres ; qu'il ne soit pas trop raccourci de corps ; que sa bouche soit bonne, point sensible ; qu'il soit plutôt froid qu'ardent à s'animer, tout étant doué de légèreté et de vitesse.

Cheval de voyage. Le cheval de voyage doit être ni trop grand ni trop petit et avoir un âge fait, tel que celui de six à sept ans. Ses jambes doivent être sûres, ses pieds parfaitement conservés. Il doit avoir un ongle solide, une grande légèreté de bouche, beaucoup d'allure, une action souple et douce, de la tranquillité. Un cheval trop ardent, paresseux et difficile pour la nourriture, ne conviendrait pas pour ce genre de service.

Cheval de suite. Ce cheval doit être bien traversé, bien membré, bien *gigoté :* la bouche en sera bonne sans être absolument belle, et on ne doit point trop s'attacher au liant et à la dureté de ses allures.

Ces sortes de chevaux, au nombre desquels

on peut placer ceux de *domestiques*, de *piqueurs* de *voyageurs du commerce*, ont besoin de solidité plutôt que d'élégance ; ils doivent être plus étoffés, plus vigoureux que ceux de maître, ayant souvent à porter de lourds fardeaux avec leur cavalier. Ils doivent être doués, en outre, d'une grande haleine et propres à résister au travail pénible auquel ils sont assujettis.

Cheval de guerre. La taille des chevaux consacrés pour cet usage, ne doit être ni trop élevée ni trop petite. Le poil doit en être obscur. Ce cheval doit, en outre, être bien ouvert et non chargé d'épaules, bien proportionné, bien traversé, beau du devant. La tête et l'encolure en doivent être bien conformées ; la bouche doit être bonne; les pieds doivent être excellens et non dérobés. Il faut que ce cheval soit uni, qu'il ait de la souplesse, de la sensibilité, de l'adresse, du courage et une liberté entière à toutes mains, soit au pas, soit au trot, soit au galop : actions qu'il doit exécuter avec facilité et promptitude. Il doit être plus obéissant que les autres chevaux, être docile au partir de la main et susceptible d'un retour facile à un galop écouté ainsi qu'au trot et au pas. Il doit aussi avoir plus de légèreté, plus de souplesse, relativement aux manœuvres qu'on lui fait exécuter. Le cheval de guerre devra connaître les jambes, et lorsqu'il sera arrêté, il ne témoignera aucune inquiétude et restera comme immobile à la même place. Il importe encore qu'il ne redoute aucun des objets qui peuvent frapper son ouïe et sa vue ; qu'il ne craigne ni le feu ni l'eau ; qu'il ne soit point vicieux envers les autres chevaux, qu'il n'ait point trop d'ardeur, et qu'il soit d'un bon et d'un facile entretien.

Cheval de carrosse. Le cheval de carrosse, fourni surtout par le Mecklembourg, doit être bien tourné, bien proportionné ; d'une taille de 1 mèt. 60 cent., jusqu'à 1 mèt. 71 à 73 cent. Il devra aussi être bien relevé du devant, bien traversé. Ses épaules ne seront point trop chargées, son poitrail ne sera point trop large, et les jambes, plates et larges, ne seront point trop garnies de poils. Les jarrets seront nets, amples, bien évidés, bien conformés ; les pieds surtout seront de la plus grande solidité pour pouvoir résister facilement aux pavés des villes.

Ces chevaux devront aussi avoir de la grâce

dans les mouvemens, être étoffés sans être massifs. Ils devront soutenir avec légèreté le pas et le trot allongés. Autant que possible, on devra les choisir bien appareillés de taille, de poil, de marques, de figure, d'inclination, d'allures et de vigueur. Enfin, ils devront avoir de la finesse, être beaux et brillans.

Cheval de cabriolet. Le cheval de cabriolet doit ressembler beaucoup à celui de carrosse, seulement il sera moins étoffé, plus grand et plus rapide que ce dernier. Les chevaux Normands, Cotentins et Anglais demi-sang, conviennent très-bien pour ces deux services.

Chevaux de poste. On doit plutôt considérer, chez ces chevaux, la bonté de leurs jambes et de leurs pieds, que leur beauté particulière et les qualités de leur bouche : trop de sensibilité dans cette partie serait pour eux un défaut. Il faut nécessairement qu'ils galopent avec aisance et de manière que la dureté ou la force de leurs reins n'incommode point le cavalier. Tous ces chevaux, au nombre desquels on peut mettre ceux de *chaises*, de *messageries*, doivent être forts et rapides. Ces derniers doivent aller au trot, quelquefois au galop, et rarement au pas.

Les chevaux Bretons et Percherons conviennent évidemment à ce rude service.

Chevaux de gros tirage. Les autres chevaux de tirage qui comprennent ceux de *roulage*, de *labour*, etc., seront plus ou moins communs, selon leur structure, leur épaisseur, la largeur de leur poitrail, la grosseur de leurs épaules plus ou moins charnues, l'abondance et la longueur des poils de leurs pieds. Tous ces chevaux devront être très-forts. Il en sera de même des différens chevaux de *bât*, de *somme*, qui doivent avoir beaucoup de reins; mais il faut le dire, ce n'est véritablement qu'au moyen d'une attention scrupuleuse à toutes ces distinctions, que l'on peut approprier convenablement l'animal à l'emploi qu'on en veut faire.

Ruses employées par certains maquignons, dont il faut se défier lors de l'achat d'un cheval. Garantie. Vices redhibitoires.

Il ne suffit pas de savoir examiner un cheval en vente, d'en pouvoir apprécier les principales qualités suivant le genre de travail auquel on veut l'employer, il faut encore connaître et pouvoir éviter les ruses que certains maquignons ou marchands de chevaux peu consciencieux savent si bien mettre en usage pour chercher à faire disparaître les défauts de leurs animaux et mettre leurs qualités en évidence. Quelques-uns, par exemple, avant d'exposer un cheval en vente et pour lui donner une apparence de vivacité qu'il n'a pas, ont l'habitude de le retenir dans une crainte continuelle, au moyen de nombreux coups de fouet dont ils le maltraitent journellement ; ou bien ils l'effraient par des cris en entrant dans l'écurie, afin que l'acheteur en le voyant exécuter des mouvemens très-vifs, puisse les attribuer à la vigueur de l'animal, lorsque ces mouvemens ne sont réellement dus qu'à la crainte : d'autres, dans le même but, et avant de faire sortir le cheval de l'écurie, lui font donner ce qu'ils appellent le *coup de peigne* par un palefrenier ou par un garçon d'écurie qui, tout en arrangeant la queue de l'animal, lui introduit adroitement dans l'anus un morceau de gingembre qui ne tarde pas à le tourmenter, à lui faire lever la queue et à lui donner momentanément un air vif et une apparence de vigueur qu'il n'aurait jamais eus sans cette précaution. Certains marchands, et c'est le plus grand nombre, cherchent encore à tromper les acheteurs sur l'âge des chevaux; et pour donner aux vieux une apparence de jeunesse, ils les *contremarquent*, ou, en d'autres termes, ils pratiquent, avec un burin, une cavité au centre de la dent dans laquelle ils mettent un corps gras et noir de manière à imiter le germe de la fève; mais il est facile de s'apercevoir de cette fraude, parce que cette cavité factice n'est pas entourée du ruban de l'émail qui environne toujours la cavité dentaire; et il ne faut qu'examiner avec attention la table des dents pour connaître l'âge réel de l'animal. Quelquefois, dans le même but, ils liment les dents de la mâchoire inférieure; en pareil cas, il suffit, pour découvrir leur ruse, de considérer attentivement la tablature des dents, ou, ce qui vaut mieux, de rapprocher les deux mâchoires de l'animal, qui alors ne peuvent plus se rejoindre. Très-souvent aussi des marchands de chevaux présentent ces animaux dans un lieu de montre disposé de manière à faire paraître leur taille plus ou moins grande; ils usent d'autant mieux de ce moyen, que 24, 26 ou 27 millim. de plus ou de moins sur la taille d'un cheval augmentent ou diminuent beaucoup sa valeur commerciale. Quelques-uns même ont une adresse toute particulière pour obliger le cheval à lever le garrot au moment où on le toise. D'autres fois, à l'aide d'un petit tapis d'aucune valeur, placé sur le garrot, et qu'ils consentent à livrer gratis à l'acheteur, ces rusés maquignons cachent souvent des plaies récemment cicatrisées. Dans d'autres circonstances, pour donner plus de grâce à l'animal, ils en éloignent ou rapprochent les oreilles, en pratiquant quelques points de suture dans ces parties ; ou bien quand les salières sont trop concaves, ils y introduisent de l'air avec un chalumeau pour en dissimuler la difformité. Ces différens maquignonages n'ont heureusement aucune importance, et il suffit d'avoir été prévenu qu'ils peuvent exister pour s'en garantir, en ayant toutefois l'attention d'examiner avec le plus grand soin le cheval avant de se décider à en faire définitivement l'acquisition.

On voit, d'après ce qui précède, que, dans le commerce des chevaux plus que dans tout autre, l'acheteur, qui n'est ni vétérinaire ni marchand, a des chances défavorables à courir. En effet, indépendamment des ruses employées pour le tromper et dont il doit toujours se méfier, on peut lui proposer l'achat d'un cheval qui, tout en paraissant être dans le meilleur état, peut se trouver affecté de vices ou de maladies que souvent l'amateur de chevaux le plus exercé se trouve dans l'impossibilité de reconnaître. En pareil cas, l'acheteur, pour plus de sûreté, doit exiger du marchand d'affirmer, à ses risques et périls, que le cheval à vendre n'est atteint d'aucune maladie cachée, ni d'aucun vice susceptible de le rendre impropre au service auquel on le destine. Ce droit de l'acheteur a été appelé *garantie*, et les vices ou les défauts que le vendeur est obligé de garantir, ont été nommés *vices ou cas rédhibitoires*.

Les maladies qui donnent lieu de droit à la résiliation du marché ou à la *redhibition*, et dont nous allons indiquer quelques-uns des principaux caractères, sont :

1° L'*immobilité*, maladie qui rend le cheval lourd, inattentif à la voix du conducteur, inhabile à exécuter les mouvemens les plus naturels et surtout à exécuter l'action de reculer.

2° Le *tic* sans usure des dents, que l'on reconnaît quand le cheval appuie sur le râtelier, sur la longe, la mangeoire, ou sur le timon de la voiture, les dents de l'une ou l'autre mâchoire, surtout celles de la mâchoire inférieure ; lorsqu'il contracte une grande portion des muscles du cou, de la poitrine et du ventre, et fait entendre une espèce de rot ou de bruit plus ou moins fort.

3° Un *caractère rétif, ombrageux*, c'est-à-dire quand le cheval qui, au moment de la vente, paraissait docile, devient ensuite méchant et dangereux à approcher.

4° La *boiterie de vieux mal*, celui de tous les cas rédhibitoires qui peut donner lieu au plus grand nombre de contestations, et dont plusieurs savans vétérinaires reconnaissent cinq espèces.

5° La *morve*. Maladie contagieuse que tout le monde connaît, caractérisée : 1° par un écoulement d'une matière sanieuse qui ne se montre ordinairement qu'à une narine ; 2° par le développement de chancres sur la membrane nasale du côté du jetage ; et enfin par l'engorgement, la dureté, la sensibilité et l'adhérence des glandes de l'auge.

6° Le *farcin*. Maladie caractérisée par des boutons, des tumeurs plus ou moins abondans, placés en chapelets ou en cordons qui se montrent ordinairement sur le trajet des vaissaux lymphatiques et qui paraissent occasionnés par un état maladif de ces vaisseaux.

7° Le *cornage*, le *sifflage* chronique. Bruit plus ou moins fort que le cheval fait entendre en respirant quand il a été soumis à un exercice plus ou moins prolongé.

8° La *fluxion périodique*. Maladie des yeux qui se montre par accès plus ou moins éloignés, sans laisser de traces de son existence pendant l'intervalle des premiers accès, et qui finit souvent par faire perdre la vue à l'animal qui en est atteint.

9° La *goutte sereine*. Maladie des yeux consistant dans la paralysie du nerf optique ou de la rétine, et occasionnant l'affaiblissement ou la perte complète de l'œil attaqué, sans qu'aucun signe extérieur en démontre l'existence.

10° La *pousse*, qui n'est pas une maladie proprement dite, mais bien les signes de plusieurs affections chroniques de la poitrine, indiquant que la respiration ne se fait pas comme dans l'état ordinaire.

11° Les *vieilles courbatures*. Maladies anciennes de poitrine qui n'ayant pas été guéries complètement, ont laissé des traces assez profondes pour empêcher l'animal de jouir d'une santé parfaite.

Sont encore considérés comme *rédhibitoires* : L'*épilepsie* ou *mal sacré*, la *rage*, le *charbon*, les *polypes des cavités du nez*, les *hernies inguinales ou intermittentes;* mais ces maladies sont très-rares et très reconnaissables.

Autant que possible, il faut, pour l'achat d'un cheval, s'aider des connaissances d'un expert, et, si le cas l'exige, en référer aux tribunaux pour faire annuler le marché. On peut, au reste, consulter à cet égard les excellens ouvrages de MM. Huzard fils, Bouley jeune, Legat, Bernard et Renault, dans la plupart desquels a été consigné avec détail tout ce qui a rapport à la durée de la garantie et à la manière de procéder, dans le cas d'existence de vices rédhibitoires, soit devant un vétérinaire, en traitant les choses à l'amiable, soit devant un tribunal de paix, de commerce, soit devant un tribunal civil. Le délai pour intenter l'action rédhibitoire, sera, non compris le jour fixé pour la livraison du cheval, de trente jours pour les cas de *fluxion périodique des yeux* et d'*épilepsie* ou mal caduc ; de neuf jours pour les autres cas (1).

(1) Loi du 20 mai 1838.

Principes généraux d'hygiène vétérinaire.

Des écuries en général et de leur bonne ou mauvaise construction en particulier.

Les habitations destinées aux chevaux pour les soustraire aux vicissitudes de l'atmosphère, est une des principales choses qui doivent nous occuper, puisque, par leur mauvaise construction, leur exposition mal choisie, leur malpropreté, ces habitations peuvent devenir la source de plusieurs maladies.

En général, les écuries, pour être convenablement situées, doivent être tournées du nord au sud et de l'est à l'ouest, parce que l'air y est toujours plus tempéré et qu'elles sont moins en butte aux vents du sud et du nord. Autant que possible, elles doivent être isolées des autres bâtimens, des poulaillers, des marais et de tout ce qui peut produire, à la longue, une odeur infecte. Leurs murs extérieurs doivent être garnis de crampons, de tourniquets et d'anneaux en fer.

Le sol sur lequel elles sont bâties doit être sec et élevé; car toute écurie enterrée ou appuyée par un ou plusieurs de ses côtés sur la terre, est toujours malsaine ou humide.

Leur longueur et leur largeur doivent être proportionnées au nombre d'animaux qui doivent y loger et à la manière de les séparer entre eux. Une écurie simple doit avoir 5 mèt. 85 cent. à 7 mèt. 80 cent. de largeur. Il faut que chaque cheval y puisse jouir de tout l'espace nécessaire à ses mouvemens et qu'il s'y couche aisément sans gêner ni blesser son voisin. Quant à sa hauteur, elle doit être nécessairement calculée d'après la longueur et la largeur adoptées pour la distribution la plus convenable du local : assez ordinairement elle est de 4 mèt. 80 cent. à 5 mèt. 86 cent. pour une écurie de douze chevaux mis sur un seul rang. Elle doit être plus grande pour les écuries doubles dans lesquelles les chevaux placés sur deux rangs, garnissent les deux côtés des murs, les croupes tournées les unes vis-à-vis des autres. Dans l'un et l'autre cas, il est toujours nécessaire de ménager un assez grand intervalle pour laisser un libre passage derrière les chevaux à ceux que la curiosité conduit ou qui sont préposés au service de ces animaux.

Mais toutes choses égales d'ailleurs, plus une

écurie est élevée, plus elle est saine; aussi les voûtes sont-elles préférables aux planchers, aux plat-fonds mêmes. Elles maintiennent les écuries plus chaudes en hiver, plus fraîches en été; s'opposent aux progrès funestes du feu dans le cas d'incendie, et les chevaux ne sont pas salis par la poussière qui tombe continuellement des planchers; ce qui arrive lorsque la partie du bâtiment placée au-dessus, et qui sert assez souvent de grenier à fourrage, n'est pas carrelée.

On doit aussi avoir égard à la manière de faire pénétrer et de distribuer la lumière du jour dans les écuries. Autant que possible on doit y pratiquer un certain nombre de fenêtres dans le mur faisant face aux croupes des chevaux. Ces fenêtres, placées à 81 cent. environ au-dessus des râteliers, sont garnies, dans les écuries simples et bien tenues, d'un châssis vitré en hiver, et dans l'été, d'un canevas monté sur un cadre en bois, pour pouvoir, au besoin, intercepter entièrement le jour ou rendre sa lumière plus douce en la faisant passer à travers cette toile : précaution importante quand il s'agit de ménager la vue des animaux. Les portes doivent, en outre, avoir une largeur suffisante pour empêcher les chevaux de se blesser soit en entrant, soit en sortant.

On a généralement l'habitude de paver les écuries. Quelquefois aussi on substitue aux pavés, des madriers de chêne posés transversalement très-près les uns des autres et parsemés d'échancrures pour empêcher les chevaux de glisser[1], ce qui serait très-dangereux et très-aisé surtout lorsqu'ils se *campent* pour uriner. D'autres fois on se borne à faire salpêtrer le sol et à le bien battre de manière à le rendre très-uni et très-dur. Ce moyen est, sans contredit le plus économique de tous, aussi doit-on le préférer aux autres. Le sol ainsi préparé, maintient les chevaux à leur aise, n'en fatigue ni les pieds ni les jambes, et les préserve assez bien de toute humidité ainsi que des douleurs qu'ils pourraient éprouver s'ils reposaient sur la terre. Seulement, comme dans le cas où l'on se sert de madriers ou de pavés, il faut avoir le soin d'établir, depuis le pied de l'auge jusqu'au milieu de l'écurie, une pente douce qui se termine au commencement du chemin tracé derrière les chevaux, et aboutit à une rigole ou ruisseau destiné à recevoir l'urine ou les eaux quelconques, dont elle facilite l'écoulement au dehors. Cette pente a, en outre, l'avantage de maintenir plus élevé le devant du cheval, ce qui rend l'animal beaucoup plus agréable aux yeux des spectateurs.

Des auges en bois ou en pierre et des râteliers, doivent garnir, dans toute leur longueur, les murs vis-à-vis desquels sont tournées les têtes des animaux.

L'auge, que l'on appelle aussi *mangeoire*, est une espèce de canal de 11 à 14 cent. de profondeur, sur environ 33 cent. de largeur, fermé par les deux extrémités et plus étroit dans le bas que dans le haut, pour que le cheval *rassemble* mieux l'avoine et mange avec plus de facilité. Son bord supérieur est élevé au-dessus du sol d'à peu près 1 mèt. à 1 mèt. 30 cent. Ordinairement on construit cette mangeoire en bois ; mais les planches qui la forment doivent être assez bien jointes ensemble pour empêcher l'avoine ou le son que l'on y met de s'échapper. Son bord antérieur doit être, en outre, recouvert d'une feuille de tôle, pour qu'elle soit moins endommagée par les chevaux qui ont contracté l'habitude de mordre ou de ronger le bois.

Les auges en pierre dure et compacte ont bien préférables à celles en bois, d'abord parce qu'elles ne sont pas susceptibles, comme ces dernières, de contracter de l'odeur ; ensuite parce qu'elles peuvent servir à abreuver un plus grand nombre de chevaux en même temps, et qu'elles peuvent être plus facilement nétoyées, surtout lorsqu'on est à portée d'y conduire de l'eau et de les en emplir, ce qui suppose une légère pente de chaque côté, un réservoir placé à une de leurs extrémités, et, à l'autre bout, un second robinet pour l'écoulement du liquide.

Leurs supports doivent être espacés de manière à ne point se rencontrer dans le milieu des places occupées par les chevaux. Non-seulement ils empêcheraient les palefreniers de relever la litière et de la ranger dans l'auge, mais encore l'animal pourrait se heurter le genou contre ces mêmes piliers et se couronner. Enfin, à 8 ou 11 cent. environ, au-dessous du bord de la paroi antérieure, on attache, dans les auges en bois, et l'on scelle, dans les auges de pierre, trois anneaux à égale distance. Celui du milieu sert à porter et à suspendre la barre de séparation des chevaux quand il n'y a point de cloison, et les deux autres sont destinés à attacher et à passer les longes du licol, l'une d'un côté, et la seconde de l'autre. On pourrait, au lieu d'anneaux, pratiquer trois trous ; mais, de cette manière, on affaiblirait le bois, ou bien on endommagerait la pierre, et les longes qu'il faudrait arrêter en plaçant des boules à leur extrémité, glisseraient moins bien que dans des anneaux.

Les râteliers, ordinairement formés de deux longues pièces de bois suspendues ou attachées en travers au-dessus de la mangeoire, présentent d'espace en espace plusieurs petits barreaux plutôt en bois qu'en fer, qui leur donnent l'aspect d'une échelle placée horizontalement sur le côté.

Ces sortes de grillages particulièrement destinés à recevoir le foin et la paille que l'on donne à manger aux chevaux, ont environ 49 cent. de hauteur, et leurs barreaux ne sont éloignés les uns des autres que de 8 à 11 cent. environ. Cet espace est en quelque sorte de rigueur pour éviter que les chevaux ne perdent une très-grande quantité de fourrage, car si l'espace est plus grand, le cheval tire et perd trop de foin; s'il est moindre il n'en tire pas assez ou n'en tire que très-difficilement; du reste il est bon que ces barreaux tournent et roulent dans les cavités qui les contiennent pour qu'ils n'opposent point de résistance à la sortie du fourrage dont ils sont recouverts.

Si l'écurie est grande et bien tenue, chaque cheval devra être séparé de son voisin par des barres ou des cloisons.

Ces barres ne sont autre chose que des morceaux de bois arrondis et polis de 3 mèt. 25 cent. à 3 mèt. 90 cent. de longueur et de 8 cent. de diamètre, que l'on place horizontalement le long des chevaux dans le but de limiter la place de chacun d'eux et de les empêcher de se blesser entre eux. L'une des extrémités de ces barres est attachée par une corde à l'un des anneaux de la mangeoire, et l'autre à l''aide d'une autre corde qui descend du plancher ou de la voûte, se trouve suspendue en l'air à 70 cent. environ au-delà de la croupe du cheval.

Souvent, pour plus de solidité, on a coutume d'assujettir ces morceaux de bois, dans presque toute leur longueur, à des piliers ronds et polis, très-solides, placés debout de distance en distance et enfoncés de 60 à 70 cent. en terre, et s'élevant de 1 mèt. 30 à 1 mèt. 62 cent. à la surface du sol; alors la barre est fixée par un bout à une hauteur qui répond à 11 ou 14 cent. au-dessus du jarret du cheval, et pour ce qui regarde l'auge, au-dessus du milieu de son avant-bras. Si elle était moins élevée, le cheval s'embarrasserait fréquemment; si elle l'était davantage, il pourrait estropier ses voisins et en être blessé lui-même. Au moyen de ces séparations, on peut laisser un intervalle de 1 mèt. 30 cent. entre chaque cheval, ce qui suffit ordinairement pour qu'ils ne soient point gênés; ces piliers doivent être en outre munis en devant, d'un anneau, pour contenir au besoin la longe droite et la longe gauche de deux chevaux qui seraient voisins, et d'un crochet pour recevoir momentanément une bride ou un bridon.

Mais ces différentes manières de séparer les chevaux les uns des autres ne peuvent remplacer les cloisons, que l'on rencontre dans quelques écuries de grands propriétaires, et particulièrement en Angleterre.

Ces cloisons, espacées entre elles d'environ 1 mèt. 62 mill. sont faites en planches de chêne assez bien assemblées pour qu'aucun clou, aucune fissure, aucune aspérité, ne puisse blesser le cheval qui voudrait se frotter contre elles. Une des extrémités de ces sortes de loges est insérée par coulisse dans le pilier, l'autre arrêtée à l'auge monte depuis le sol pavé et parqueté, jusqu'à la hauteur des piliers et des faisceaux des râteliers ; il convient aussi de garnir d'une semblable cloison les murs qui terminent les rangs.

Il résulte de ce mode de séparation une plus grande propreté dans chacune des places; surtout si elles sont garnies de madriers. Les chevaux y sont pour ainsi dire comme encaissés, et de cette manière, ils se trouvent être à l'abri d'une foule d'accidens qui ne sont que trop fréquens quand on emploie des barres suspendues ou fixées à des piliers. Ce genre de séparation est sans aucun doute le meilleur de tous, lorsqu'il peut être employé.

Enfin quand les écuries sont destinées à recevoir un nombre considérable de chevaux distingués, tels que ceux qui forment les équipages des riches propriétaires, il convient d'établir des logemens pour les personnes chargées de prendre soin des chevaux et des objets de sellerie.

Il faudrait de plus disposer dans des hangars ou des cours attenantes à l'écurie principale, des auges en pierre pour pouvoir laver, panser les chevaux, nettoyer les selles, les harnais et tous les équipages.

Il est en outre essentiel de ne jamais abandonner les chevaux à eux-mêmes, et dans les écuries bien peuplées il convient qu'il y ait toujours au moins un ou deux palefreniers de garde, jour et nuit, pour qu'ils puissent de suite porter secours aux chevaux qui viendraient à s'embarrasser, à se délicoter, à se battre ou à se mordre. Enfin indépendamment de l'écurie principale, il est bon d'en avoir une particulière uniquement destinée aux chevaux malades, ou qui menacent de l'être. Il serait également très-utile de pouvoir avoir à sa disposition des médicamens les plus généralement employés, tels que de l'eau-de-vie simple ou camphrée, de l'extrait de Saturne, du savon, de l'essence de térébenthine, de la mauve, de la graine de lin, etc.

Il est presque superflu d'ajouter que les écuries et les chevaux qui les habitent doivent être maintenus dans un état constant de propreté, aussi devra-t-on y trouver en quelque sorte en permanence, des fourches et des pelles en bois, des seaux, des auges portatives, des cribles, des brouettes, des civières, des étrilles, des brosses, des peignes, des couteaux de chaleur, des cure pieds, des ciseaux, des éponges, etc, etc.

Il faut aussi que ces endroits soient aérés très-souvent et qu'on en enlève fréquemment les toiles d'araignées, les ordures, le fumier, dont le séjour serait incontestablement nuisible aux animaux.

On ne saurait non plus prendre trop de précaution, pour empêcher les poules, les poulets, les oies et les autres oiseaux de basse-cour d'y pénétrer, d'abord parce qu'ils incommodent les chevaux, quand on leur donne l'avoine, ensuite parce que leurs plumes, en se mêlant au fourrage, peuvent déterminer des accidens assez graves.

Si malgré toutes ces précautions, une écurie paraissait devoir devenir insalubre, il faudrait redoubler de zèle pour soustraire les chevaux à cette insalubrité, soit en en plaçant un certain nombre dans un autre endroit, soit en établissant un plus grand courant d'air dans l'écurie, soit en la faisant laver plusieurs fois dans la journée. Enfin si quelques chevaux malsains ou autres animaux atteints de maladies contagieuses étaient restés pendant un certain temps dans une écurie, il faudrait autant que possible , avant d'en prendre possession, faire gratter les râteliers, les auges, les murs mêmes avec une râcloire ; laver à plusieurs reprises à l'eau bouillante , et balayer chaque fois tout le local ; passer au feu tout ce qui est fer , et terminer par un lavage général avec la liqueur de Labarraque , tout en employant la fumigation désinfectante de Guyton de Morveau, de la manière suivante : on prendrait un pot de terre vernissée, et après l'avoir placé sur un réchaud allumé, on mettrait dedans 500 grammes de sel de cuisine avec autant d'oxyde de manganèse sur lesquels on verserait 500 grammes d'acide sulfurique étendu d'eau. Après s'être retiré promptement pour se soustraire au dégagement du gaz, on fermerait la porte aussi hermétiquement que possible pour ne l'ouvrir de nouveau que trois ou quatre heures après, époque à laquelle on pourrait faire entrer les animaux.

Si c'était le sol qui fût infecté , il faudrait le défoncer, enlever les terres et les remplacer par un pavage au-dessus que l'on dresserait après avoir garni le sol de graviers et de matières sablonneuses, moins susceptibles que la terre de s'imprégner de miasmes et d'urines.

Des alimens solides et liquides propres aux chevaux,

Alimens solides.

Le cheval, dit M. Grognier, est de tous les herbivores domestiques celui dont la nourriture est la moins variée; elle se borne pour ainsi dire en France au foin ordinaire, à la paille, à l'avoine et au son; c'est bien rarement qu'on y ajoute du froment, des féverolles (vesces fèves), du maïs, plus rarement encore des racines, des fruits et des feuilles d'arbres.

Du foin.

Le foin est l'herbe des prairies naturelles, fauchée, séchée et conservée dans un lieu sec. Sous cette dénomination général de *foin*, on comprend aussi, mais très-mal à propos, la dépouille des prairies artificielles, pour laquelle on devrait plutôt conserver le nom de *fourrage*.

Le foin est plus ou moins bon, suivant le terrain qui le produit et les qualités des plantes qui lui sont associées ; quelques-unes en effet sont bonnes, d'autres sont dangereuses. En général, le foin formé de tiges grossières, dures, coriaces, ligneuses, ne peut être bon. Alors il est d'un vert foncé, n'a pas d'odeur, ou s'il en a une, elle est rance ; sa saveur n'est ni douce, ni sucrée ; elle peut être fade, âcre ou brûlante. Le foin *vasé* (1) le foin *rouillé* (2), celui qui est sec et cassant, ne doivent être employés qu'à la dernière extrémité.

Le meilleur foin est celui dont les parties fibreuses ni trop déliées ni trop fortes, conservent leurs feuilles ou leurs fleurs, dont la couleur n'offre point un vert noir ou brun, ou trop de

(1) On appelle foin *vasé* celui dont la tige est enveloppée d'une couche de matière terreuse provenant des eaux des rivières qui, en débordant, ont inondé les prairies.

(2) Le foin *rouillé* est celui qui est parsemé de taches semblables à de la rouille de fer. Cette nourriture, qu'il ne faut employer que dans les cas de disette, est, comme le foin vasé, très-nuisible aux chevaux, et généralement à tous les bestiaux.

blancheur et dont l'odeur est agréable et légèrement aromatique.

Le foin est un des meilleurs alimens que l'on puisse donner aux chevaux; il nourrit beaucoup plus que les plantes vertes dont il provient; seulement, comme lorsqu'il est de bonne qualité, il est dépourvu d'eau, il a besoin d'être plus longtemps mâché, plus imbibé de salive que l'herbe fraîche et conséquemment est digéré moins facilement que cette dernière. Quoiqu'il en soit, ce genre de nourriture augmente les forces, et sous ce rapport est très-convenable pour les chevaux faits qui fatiguent beaucoup, comme ceux de charrette, de remise, de fiacre et de cabriolet. Le foin convient peu aux jeunes chevaux qu'il prédispose, dit-on, à la pousse tout en les rendant mous et paresseux.

La luzerne est réputée échauffante; quant au sainfoin, fauché et converti en foin, c'est un aliment très-nourrissant que l'on peut donner avec avantage aux chevaux.

De la paille.

La paille proprement dite, est, comme chacun le sait, la tige de plusieurs plantes graminées (froment, seigle, orge, avoine) dont on a séparé le grain et au sommet de laquelle reste l'épi vide.

La *paille de froment* est un bon aliment lorsqu'elle est blanche, menue, fourrageuse, c'est-à-dire lorsqu'elle est associée à certaines plantes amères et aromatiques, telles que l'ivraie, le chiendent, les liserons, les trèfles des champs. On doit toujours préférer celle de la dernière récolte, lorsque le froment surtout a été semé avec une prairie artificielle, composée de luzerne, de trèfle ou sainfoin. Il faut, au contraire, rejeter celle qui est noire, grossière, altérée par la rouille, ou provenant des champs marécageux, parce qu'elle contient peu de matières nutritives. La paille de froment convient mieux que le foin aux chevaux de selle et aux chevaux bourgeois : non-seulement elle les rend gras et vigoureux, mais elle n'a pas comme le foin l'inconvénient d'altérer le flanc. On peut encore, à l'exemple des Allemands, la donner, dans des cas de disette, mélangée avec un peu d'avoine et de foin. Ce mélange, loin de nuire à la santé des chevaux, les maintient au contraire dans un état d'embonpoint égal à celui que produirait la plus abondante nourriture.

En France, on ne donne guère aux chevaux que la paille de froment, d'abord parce qu'ils la préfèrent, ensuite parce qu'elle leur convient mieux. Il ne faut cependant point trop rejeter celles d'orge et d'avoine, bien qu'elles soient moins nourrissantes que celle de froment. L'expérience a prouvé que les chevaux la mangeaient très-bien, surtout quand on a la précaution usitée dans quelques provinces lors de la récolte du foin, de mettre un lit de paille sèche, de froment, d'orge ou d'avoine entre deux lits de foin, et ainsi successivement, jusqu'à ce que la meule soit formée. La paille alors s'empreint fortement de l'odeur et du goût du foin, et les chevaux comme le bétail qui quelquefois n'ont d'autre nourriture que ce mélange de fourrage, se trouvent très-bien de son usage.

La *paille de seigle* est beaucoup trop dure pour être donnée comme aliment, mais les chevaux mangent volontiers celle d'avoine qui a la propriété d'entretenir chez eux une chair ferme, une respiration libre et beaucoup d'activité.

De l'avoine.

L'avoine est une plante graminée dont le grain,

parvenu à sa parfaite maturité, fait la partie principale de la nourriture du cheval. La meilleure est celle qui est noire ou brune, pesante à la main, sèche, luisante, s'échappant facilement des doigts, sans odeur bien prononcée, et sans mélange d'autres grains, de pierres, de cailloux, de grains de sable ou de poussière ; son amande doit être blanche et sucrée, d'une saveur agréable et farineuse. L'avoine en partie germée ou pourrie, celle qui, n'étant point assez mûre, est molle et aqueuse, doit être rejetée comme mauvaise et tout-à-fait malsaine.

L'avoine que chez nous l'on substitue ordinairement à l'orge est échauffante et stimulante; elle donne de la force, de la vigueur aux chevaux, tout en les tenant en haleine. Cette nourriture ne convient guère qu'aux chevaux de travail bien portans; elle ne vaut rien pour ceux qui sont échauffés et malades; elle est très-peu convenable, surtout en trop grande quantité, pour les chevaux trop jeunes, ardens et colères; encore, pour en faciliter la digestion, est-il bon de concasser le grain grossièrement, à cause de l'enveloppe dure dont il est recouvert.

Du son.

Le son, qui n'est autre chose que l'écorce du blé, séparé de la farine par l'action de la meule, est pour les chevaux d'un usage très-familier comme aliment. Il faut le choisir le plus chargé de farine possible. On doit rejeter celui qui étant *manié*, blanchit peu la main ou l'eau dans laquelle on le délaye, celui qui ressemble à de la sciure de bois ou qui est vieux et d'une odeur fétide, car les animaux le refuseraient.

Quoique le son soit la partie la moins nutritive du grain, on en fait un fréquent usage pour nourrir et rafraîchir les chevaux. Les Grecs et les Romains en parlent comme étant très-rafraîchissant et d'une très-facile digestion, quand on ne l'administre pas en trop grande quantité, auquel cas il pourrait déterminer, chez certains chevaux, des tranchées, des météorisations et des indigestions dangereuses.

On donne le son sec ou mouillé, ou bien on le mélange avec l'avoine, suivant les circonstances qui déterminent son emploi ; souvent, au lieu de le mêler avec l'avoine dans l'intention de modérer la chaleur qu'elle pourrait provoquer, on donne la ration ordinaire soir et matin, et l'on fait distribuer une mesure de son dans le milieu de la journée.

Du reste, cette nourriture seule avec le fourrage ne suffirait pas à l'entretien des chevaux qui travaillent; c'est plutôt pour eux une sorte de diète à laquelle on les soumet quand ils sont en repos ou quand leur santé est altérée. Le son délayé dans l'eau est en effet la boisson ordinaire des animaux fatigués ou malades.

Du froment.

Le froment, généralement regardé comme la meilleure espèce de blé, est beaucoup trop cher pour pouvoir servir exclusivement à la nourriture des chevaux. C'est, sans aucun doute, un aliment très-nourrissant; mais on ne pourrait jamais l'employer seul, parce qu'il échaufferait beaucoup trop l'animal et donnerait lieu à la fourbure. On peut cependant en donner tous les matins, avant de boire, une jointée, aux vieux chevaux maigres dont l'estomac est affaibli, ou mélanger cette même quantité avec leur ration d'avoine. Assez généralement aussi on en donne une ou deux poignées tous les jours aux étalons avant et pendant la monte.

De l'orge.

L'orge, à l'état de parfaite maturité, forme, pour le cheval, un aliment excellent, beaucoup plus rafraîchissant que l'avoine. La meilleure doit être pure, compacte, pesante et pleine; il faut la rejeter quand elle est ridée, spongieuse, légère et petite.

Les Espagnols, les Arabes et la plupart des habitans de l'Afrique, font de l'orge la nourriture principale de leurs chevaux; chez nous, au contraire, tout en étant souvent employée en vert, on ne s'en sert guère qu'à l'état de farine pour faire de l'eau blanchie; alors elle remplace avantageusement le son, parce qu'elle nourrit plus que ce dernier et forme ainsi une nourriture rafraîchissante très-convenable pour les chevaux malades.

De la vesce fève (féverolle).

La féverolle est encore un aliment très-nourrissant employé dans plusieurs contrées de la France à la nourriture des chevaux; seulement on lui reproche d'être trop échauffante, trop dure et trop difficile à mâcher. Rien n'empêche cependant de la donner tout entière à ceux de ces animaux qui ont de bonnes dents; mais si l'on veut en nourrir des chevaux trop jeunes ou trop vieux il faut la faire concasser avant de la leur donner.

De la nourriture verte, ou *du vert.*

Ce genre de nourriture qui, pour les chevaux, consiste à être presque exclusivement nourris d'herbes vertes, ne peut convenir à ceux qui travaillent, parcequ'il est beaucoup trop relâchant pour eux : aussi, chez le cheval, n'est-ce que comme remède que le *vert* est administré. Cependant les chevaux dégoûtés, ceux qui maigrissent sans causes apparentes ou chez lesquels la dentition se complète, réclament la nourriture verte. Ce régime est également utile aux jeunes chevaux, lorsque de grandes fatigues, des alimens durs, grossiers, mal choisis, ont fait naître de l'irritation dans diverses parties.

On reconnaît l'utilité du régime vert dans ces différentes circonstances, aux crotins secs et brûlés, aux urines rares, à la sécheresse de la peau, qui semble être collée sur les os, à l'air triste de l'animal, à la chaleur et à la sécheresse de sa bouche, au peu de développement du ventre et surtout au désir qu'il manifeste pour la nourriture verte.

Le vert se donne ordinairement au printemps, à l'époque de la floraison des prairies.

Plusieurs méthodes ont été proposées pour faire prendre cette nourriture aux chevaux : mais ces méthodes peuvent se réduire à deux : ou bien le vert est pâturé, ou bien il est fauché et donné à l'écurie; mais toutes choses égales, d'ailleurs, il y a toujours économie de la nourriture verte, lorsqu'on la donne à l'écurie. Rien alors ne se perd, toutes les plantes sont mangées indistinctement, surtout quand on a le soin de distribuer l'herbage en petite quantité à la fois. Les chevaux qui paissent en liberté, au contraire, choisissant les plantes, dédaignent les plus grossières, qui bientôt envahissent les prairies.

L'orge est souvent employée en *vert*. On donne ce vert à l'écurie pendant six semaines, un mois, poignée par poignée, pour que le cheval ne s'en dégoûte pas, ce qui arrive quelquefois; mais ce genre de nourriture étant très-substantiel, il ne faut point abuser de son usage, si on ne veut pas que les chevaux deviennent trop sanguins.

Lorsque le vert ou la nourriture verte convient aux chevaux, la peau s'assouplit et se couvre bientôt d'une poussière grasse : leur poil devient plus luisant, les urines coulent en abondance, la physionomie devient plus vive et plus gaie; l'animal mange avec plus d'appétit, son ventre est souple, arrondi; sa fiente, d'abord liquide, devient plus consistante.

Quand, au contraire, cette nourriture ne lui convient pas, le cheval reste faible, triste; son poil est comme hérissé, sa peau sèche et tendue, sa bouche pâle et flasque, ses urines sont claires, rares, son ventre est gros; il mange avec lenteur. Sa fiente est liquide, souvent fétide, et avec un peu d'attention on y distingue des brins d'herbe non altérés. — Dès l'instant où un cheval présente ces différens symptômes, il faut le remettre à une nourriture sèche et choisie.

Du sel.

Nous ne pouvons terminer ce qui a rapport aux alimens solides propres au cheval, sans dire quelque chose de l'emploi du sel que l'on mêle quelquefois à sa nourriture, soit pour exciter son appétit, soit pour diminuer les effets malfaisans de fourrages avariés ou mal récoltés. L'usage du sel pour lequel du reste, comme pour le salpêtre, tous les animaux domestiques ont un goût bien prononcé, est vraiment salutaire aux chevaux; ceux en effet auxquels on en donne, deviennent plus robustes et mangent mieux qu'ils ne le faisaient précédemment.

Soixante grammes donnés tous les trois ou quatre jours dans du son ou de l'avoine, paraissent être la dose la plus convenable pour un cheval adulte; peut-être aussi serait-il dangereux pour l'animal d'outrepasser cette quantité. La manière la plus simple et la plus facile de l'administrer, consiste à le mêler avec les alimens soit en aspergeant le foin avec de l'eau salée, soit en le mêlant avec le son et l'avoine, ou tout simplement en humectant d'eau salée ce mélange.

Alimens liquides.

Les alimens liquides ne sont pas moins nécessaires que les alimens solides à l'entretien des chevaux et de tous les animaux domestiques : l'on peut même dire que la boisson est une des conditions absolues de leur existence.

L'eau est la boisson la plus générale et la plus ordinaire ; la meilleure est celle provenant de rivières roulant sur un lit de sable ou de gravier, qui est claire, vive, limpide, sans odeur comme sans goût, qui contient de l'air, dissout le savon sans faire de grumeaux et cuit les légumes avec facilité.

Les eaux des fleuves et de quelques bonnes citernes sont encore très-salubres ; mais les eaux de source et les eaux de puits sont loin d'avoir les qualités que nous venons d'énoncer. Ces dernières surtout tiennent ordinairement en dissolution une très-grande quantité de plâtre (sélénite); aussi n'est-il pas rare de les voir déterminer chez les chevaux qui n'en boivent point habituellement, des indigestions, des diarrhées souvent difficiles à combattre.

Les eaux de pluie et celles produites par la fonte de la neige ou de la grêle, sont fades, pesantes et d'une digestion pénible. Ces eaux déterminent assez souvent un engorgement considérable des glandes du col et de la langue, et provoquent en même temps, chez les jeunes chevaux, un flux considérable par les naseaux, d'une humeur plus ou moins épaisse, dont la durée peut avoir des suites funestes.

L'eau croupissante des marais, des étangs et surtout des mares qui se trouvent dans la plupart des fermes, est généralement très-impure, à cause des matières organiques en décomposition dont elles abondent. Ces eaux fangeuses, parfois très-recherchées des chevaux qui, assez ordinairement, ne se trouvent pas mal de leur emploi, ont perdu par la chaleur une partie de l'air qu'elles contenaient et qui les rendaient légères et digestibles : elles sont en outre remplies de vers et d'insectes de toute espèce qui, avalés par les animaux, se développent dans leurs intestins, et donnent lieu aux maladies vermineuses et aux accidens qui les accompagnent.

Les eaux bitumeuses sont aussi désagréables à boire : les chevaux s'en abreuvent seulement quand la soif les y contraint. Leur usage leur serait nuisible, car elles provoquent souvent un dégoût permanent avec dépérissement et toux plus ou moins sèche. Toutes les sources voisines des mines sont généralement malsaines, et les seules recherchées par les animaux sont acidulées et gazeuses. On ne saurait donc prendre trop de précautions pour empêcher les chevaux de boire des eaux altérées ou impures ; les maladies les plus graves, des épizooties les plus meurtrières n'ont souvent été déterminées que par l'usage d'eaux malsaines et corrompues.

En général, pour que l'eau produise des effets salutaires comme boisson, il faut quelle présente les qualités que nous avons indiquées plus haut, comme étant les principaux caractères de sa salubrité pour les animaux.

Il n'est pas impossible cependant de corriger les mauvaises qualités de certaines eaux, non pas en y ajoutant un peu de farine, comme le font encore quelques palefreniers routiniers; mais en les aérant davantage qu'elles ne le sont, et en y ajoutant certains sels. Les eaux de puits, par exemple, que l'on peut regarder, dans la plupart des cas, comme les plus chargées de sélénite, peuvent être débarrassées des sels de chaux qu'elle contiennent, en les précipitant par le sous-carbonate de soude (1). 300 grammes de ce sel

(1) 310 grammes de sous-carbonate de soude coûtent 50 centimes environ, et, en portant à 20 litres au moins

peuvent, suivant M. Lassaigne, professeur de chimie à l'École vétérinaire d'Alfort, précipiter tous les sels calcaires qui se trouvent dans cent litres de ces eaux, et il suffit de les laisser reposer pendant quelques heures pour qu'elles soient entièrement éclaircies et qu'elles deviennent propres à tous les usages des eaux douces.

Quelquefois on rend l'eau alimentaire ou médicinale, en y mêlant du son, des farines, du miel, de fortes décoctions de foin, de choux, de navets, et sous ce rapport, elle peut être très-utile dans beaucoup de circonstances.

Le temps et la manière d'abreuver les chevaux contribuent encore essentiellement à leur conservation. Jamais, dans aucune circonstance, on ne doit les faire boire de suite quand ils sont échauffés par une longue course ou par un exercice violent. Il faut attendre qu'ils soient reposés et les abreuver ensuite, en les faisant boire aussi lentement que possible; les effets de l'eau froide chez un animal en sueur,

la boisson nécessaire à chaque cheval, ces 20 litres d'eau reviendront à 10 centimes, ce qui est une dépense utile que tout propriétaire devrait faire.

sont presque toujours funestes. Il survient des inflammations mortelles du poumon, du foie, de la rate, de l'estomac ; des pleurésies, des fluxions catarrhales inflammatoires, des indigestions, des tranchées que suit très-souvent la morve ou une fourbure incurable : il n'y a point de propriétaires de chevaux qui n'aient pu constater ce fait.

L'heure la plus convenable pour abreuver les chevaux est celle de huit à neuf heures du matin et de sept ou huit heures du soir. En été on les abreuve avec raison trois fois par jour et encore la seconde fois doit être fixée cinq heures environ après la première ; mais un semblable régime ne saurait être suivi pour les chevaux qui travaillent ou qui voyagent ; par exemple, les chevaux de manége, ne doivent boire qu'une heure ou deux après la fin de leur exercice ; le soir on les abreuve à sept heures, et toujours avant de leur donner l'avoine ; au surplus c'est à celui qui soigne depuis peu un animal, à étudier et à saisir en quelque sorte, l'instant du besoin ou de quelque ancienne habitude méconnue et toujours impérieuse.

Beaucoup de personnes ont l'habitude d'envoyer leurs chevaux boire à la rivière (1), quand il y en a une à proximité de l'écurie. C'est une excellente précaution, mais il faut que l'eau de cette rivière soit salubre et bonne, que l'on soit assuré de la prudence des conducteurs, qu'on n'y mène pas les chevaux pendant les trop grands froids, qu'on ne les fasse pas courir au retour, enfin, qu'on ait l'attention, quand ils arrivent à l'écurie, de bouchonner leurs quatre membres et d'enlever, avec les deux mains, l'eau dont ils sont imprégnés.

Autant que possible, on doit éviter de mener les chevaux boire dans des mares infectes qui, dans certains pays, sont assez rapprochées des fermes et des écuries. Ces mares, le plus ordinairement alimentées par des eaux croupissantes

(1) Le meilleur abreuvoir est ordinairement celui pratiqué au bord d'une rivière, au moyen d'une pente douce pavée et cailloutée. — Les moins bons, et ce sont malheureusement les plus communs, se trouvent souvent dans l'intérieur du pays. Ces abreuvoirs, le plus ordinairement alimentés par les eaux pluviales, ont une seule pente terminée à un mur à pic.— Ils ne se vident que par le trop plein, et comme l'eau ne peut point y être renouvelée par un courant, les matières pesantes restent dans le fond, et finissent par corrompre l'eau.

et bourbeuses, sont la plupart du temps entourées de peupliers et de frènes sur lesquels habi tent, pendant la plus grande partie de l'été, des myriades de cantharides. Ces insectes, en tombant dans ces mares, restent à leur surface, ce qui oblige souvent les chevaux en s'abreuvant d'en avaler une certaine quantité; très-souvent il résulte de leur ingestion de violentes tranchées et des accidens qui, chez les chevaux d'un naturel ardent, peuvent amener la mort.

Quant à ceux qui abreuvent un cheval dans l'écurie, ils doivent en hiver avoir grand soin de lui faire boire l'eau sur-le-champ, aussitôt qu'elle est tirée du puits et avant qu'elle ait acquis un degré de froid considérable. Dans l'été, au contraire, il est indispensable de la tirer le soir pour le lendemain, et le matin pour le soir du même jour, afin de lui faire perdre le degré de froid qu'elle avait. Il serait imprudent de la donner immédiatement après l'avoir tirée.

On peut encore rendre l'eau moins crue et moins froide, en y trempant les mains, en l'exposant au soleil, en l'agitant avec une poignée de foin, ou en y mêlant une très-petite quantité d'eau chaude : précautions d'autant plus indispensables à prendre dans l'été, qu'à cette époque de l'année on ne peut avoir que de l'eau tirée sur-le-champ du puits.

Si le dégoût et la fatigue empêchaient les chevaux de s'abreuver, on réveillerait en eux le désir de boire en faisant fondre dans l'eau une certaine quantité de sel commun.

Il serait assez difficile de préciser la quantité d'alimens solides et liquides que l'on doit donner à un cheval pendant vingt-quatre heures. On conçoit que cette quantité doit entièrement dépendre de l'âge, de la taille, du sexe, du tempérament de l'animal, de la race et du climat auxquels il appartient, et surtout du genre de service qu'on exige de lui. On doit encore tenir compte de la nature de ces alimens et savoir : 1° Qu'on ne doit point nourrir les poulains comme les chevaux faits, non-seulement parce qu'on ne leur demande aucun travail, mais parce que leur estomac n'a point acquis toute sa force ; 2° Qu'un cheval vif et ardent devra être nourri modérément, en lui ménageant le foin et l'avoine, tandis que celui qui est faible et mou, devra recevoir des alimens secs et un peu nourrissans ; 3° Qu'un cheval adulte qui travaille et fatigue beaucoup devra être plus abondamment nourri que celui qui est déjà vieux, lequel, à cause de son âge, devra aussi recevoir des alimens plus substantiels et d'une digestion plus facile que ceux d'un cheval fait; 4° Qu'un cheval de même âge, de même taille, de même race, etc., etc., ne devra pas être nourri de la même manière, selon qu'il sera destiné à traîner une lourde charrette, un carosse, un cabriolet, ou toute autre voiture légère; 5° Que la paille qui nourrit très-peu, ne convient pas à des chevaux employés à de longs et pénibles travaux; 6° Que l'herbe verte est très-avantageuse au printemps pour les chevaux tenus au sec pendant tout le reste de l'année, et que ceux qui sont soumis à ce régime, sont bien moins forts que les chevaux nourris de foin et d'avoine; 7° Qu'enfin la composition de ces alimens doit nécessairement varier, suivant les saisons, les localités et la fortune des propriétaires.

Assez généralement, la nourriture d'un cheval assujetti à un exercice modéré et continu, doit être par jour, d'une botte de foin de 5 à 6 kilog., de deux bottes de paille de même poids, de 20 à 25 litres d'eau, et de 9 litres d'avoine. Cette quantité d'alimens sera plus forte pour un cheval de charrette ou de labour, et moindre pour un cheval de selle. Si des chevaux soumis à un service différent restaient quelque temps sans travailler, il faudrait encore diminuer leur ration journalière, et l'augmenter s'ils étaient employés à un service plus pénible que celui qu'ils font habituellement. S'ils étaient *échauffés* ou au repos, on remplacerait 1 ou 2 rations d'avoine, par le double de son mouillé. Enfin, pour éviter les indigestions, ces alimens, quelles que soient leur nature et leur quantité, ne devront être donnés aux chevaux que quelque temps avant de les employer à aucun travail.

Du pansement de la main, ou des soins particuliers qu'exigent les chevaux.

Les soins généraux que l'on doit donner au cheval, soit avant, soit après son travail, ce en quoi consiste le *pansement de la main*, ne se bornent pas à procurer aux yeux la simple satisfaction de voir ces animaux propres, nets et luisans, comme quelques personnes le croient; ce pansement, au contraire, importe beaucoup à leur conservation, en débarrassant la peau de la crasse qui en bouche les pores et qui, par son accumulation, finirait par s'opposer à la transpiration si nécessaire au maintien de l'animal en santé.

Les objets nécessaires au pansement de la main sont l'étrille, l'époussette, des brosses plates et longues, des bouchons de foin ou de paille, des seaux, des éponges, des peignes de corne à dents fortes et largement espacées, un cure-pieds, des ciseaux, des pinces à poil, et un couteau de chaleur.

La première attention d'un palefrenier ou d'un cocher, en entrant le matin dans l'écurie, doit être d'attacher le cheval à l'un des fuseaux des râteliers, de bien nettoyer les auges avec un bouchon de paille, et d'y verser ensuite l'avoine ou le son. Dès que l'animal a mangé, le palefrenier remue la litière avec une fourche plutôt en bois qu'en fer pour moins blesser l'animal, s'il venait à l'attraper, relève proprement la litière sous l'auge en séparant la mauvaise de celle qui est pourrie ou gâtée par la fiente ou par l'urine, puis il nettoie à fond avec le balai de bouleau la place du cheval. Cela fait, avant de procéder au pansement définitif, il met un filet ou un bridon au cheval, et l'attache, si les localités le permettent, aussi loin que possible des autres chevaux, pour ne pas envoyer sur eux la poussière ou la crasse qu'il va ôter. Si le temps le permet, il le conduit hors de l'écurie et l'attache par les longes du filet aux anneaux de fer ou aux crochets scellés dans le mur. Toutes ces précautions étant prises, armé de l'étrille qu'il tient dans sa main droite, de manière que son petit doigt soit tourné du côté du coffre de cet instrument et que son pouce soit étendu sur l'extrémité du manche près de la rivure de la soie dont ce manche est enfilé, il saisit la queue du cheval avec la main gauche, passe l'étrille sur le milieu et sur le côté de la croupe à rebrousse poil, en allant et venant pendant un certain temps avec vitesse et légèreté sur toutes les parties de ce même côté, qu'il parcourt ainsi en remontant graduellement jusqu'à l'oreille, et de manière à embrasser, à chaque coup, une certaine étendue du corps de l'animal.

Comme il doit ménager toutes les parties qui sont douées d'une grande sensibilité, ainsi que celles occupées par la racine des crins, il doit avoir soin de ne jamais porter l'étrille, ni sur le tronçon de la queue, ni sur les parties tranchantes de l'encolure, ni sur le fourreau ; il doit passer aussi très-légèrement sur les jambes et sur les avant-bras.

De temps en temps il frappera avec l'un des marteaux de cet instrument sur le pavé, contre le mur ou sur les piliers, pour dégager le fond de son coffre de la crasse qu'il contient. Il doit même souffler fortement entre ses rangs pour les nétoyer plus exactement. Le cheval étant suffisamment étrillé sur le côté, il procède au pansement du côté gauche, en changeant l'étrille de main et en saisissant, en commençant, la queue avec la main droite.

A l'étrille doit succéder l'époussette, morceau de serge de gros drap ou de crin, destiné à enlever la poussière que le premier instrument peut avoir laissée à la superficie des poils. Tenant alors l'étoffe par un des coins, le palefrenier frappera légèrement tout le corps de l'animal ; il s'en servira aussi pour nétoyer la tête, les oreilles en dedans et en dehors, l'auge, les ars de devant et de derrière ; enfin toutes les parties sur lesquelles l'étrille n'a point pu être passée.

Après avoir épousseté le cheval, il faut le brosser. A cet effet, il chausse la brosse dans la main droite, en glissant une portion de cette même main entre les parties supérieures de cet instrument et le cuir qui s'y trouve cloué en forme d'anse, tandis que l'étrille est tenue de la main gauche. Ces dispositions étant prises, il brosse d'abord la tête dans tous les sens, en ayant soin de ne pas attraper les yeux, puis tout le côté droit du corps, en passant à poil et à contre-poil, et en ne laissant aucune partie avant que ce même poil ne soit parfaitement lisse. Il faut, en outre, qu'il brosse le plus près possible de la racine des crins, sans oublier, à chaque coup qu'il donne, de frotter la brosse sur les dents des rangs de l'étrille pour en ôter la poussière et pour en charger ce dernier instrument. Après avoir convenablement brossé le côté droit, il procède de la même manière pour le côté gauche; puis, quand les membres postérieurs et antérieurs sont soigneusement brossés, et lorsque la brosse ne se charge plus de crasse ou de poussière, il passe et repasse sur tout le corps, sur les jambes, autour de chaque articulation, entre les ars, soit l'époussette légèrement imbibée d'eau froide ou d'eau tiède, suivant la saison; soit un bouchon de paille ou de foin, également humecté, afin de bien unir le poil. Il lave ensuite les jambes. A cet effet, il met à côté de lui, et à sa portée, un seau plein d'eau ; et, après s'être muni de l'éponge et de la brosse longue, il appuie successivement, à diverses reprises, l'éponge mouillée contre les différentes faces du genou et du jarret. L'eau qui sort de cette éponge coule le long des parties inférieures des membres qu'il frotte vivement en remontant et en descendant, jusqu'à ce que l'eau paraisse claire. Il lave ainsi le canon, le tendon, le boulet, le paturon et le fanon, qu'il est surtout essentiel de tenir parfaitement propre, parce que la crasse y séjourne plus facilement que dans d'autres parties. Il faut ensuite peigner et laver les crins. Il jette l'eau qui était dans le seau, rince ce dernier, le remplit de nouvelle eau ; après quoi, avec l'éponge mouillée et préalablement bien lavée, il lave les yeux de l'animal, nétoye les joues, les lèvres; les naseaux. Cela fait, il reprend de l'eau avec la même éponge, mouille fortement le toupet, et, sur-le-champ, il le démêle avec un peigne de corne, et non de bois, ces derniers étant plus sujets à se casser, à se fêler que les autres, et, conséquemment, plus susceptibles d'arracher les crins qui entrent ou qui s'arrêtent dans les fentes ou dans les joints des cassures.

Le toupet étant peigné, le palefrenier passe à la crinière. D'abord il l'éponge dans toute son étendue et dès la racine. Il reprend de l'eau, et, à mesure qu'il mouille de nouveau les crins d'une main, en commençant près de la nuque, il les démêle et les peigne de l'autre en descendant auprès du garrot. Il les renverse ensuite, c'est-à-dire que ces mêmes crins sont jetés du côté opposé à celui sur lequel ils tombent ordinairement. Il les humecte encore, dès leur origine, en passant l'éponge sur la partie supérieure de l'encolure et dans toute sa longueur. Il frotte avec force, et tandis qu'une main est occupée à les mouiller, l'autre est employée à les peigner dans le sens où ils ont été jetés ; il les met ensuite dans le sens où ils doivent être, puis il les éponge et les peigne de la même manière.

Les crins de la queue n'exigent pas moins de soins que ceux du toupet. Quand la queue est sale, on prend un seau par l'anse ; on la lève de maniére à y faire baigner tous les crins que l'on frotte et que l'on froisse entre les mains, depuis le bas jusqu'en haut, jusqu'à ce qu'on ait enlevé toute la saleté. On les prend ensuite en une seule et même poignée, à 16 cent. environ de leur extrémité; et, après les avoir imprégnés d'huile d'olive, on les démêle en remontant insensiblement jusqu'au tronçon, sans oublier de faire précéder chaque coup de peigne de l'action d'éponger. Cela fait, on procède au lavage des fesses, de l'anus, des testicules et du fourreau : précaution d'autant plus nécessaire pour ce dernier, que chez quelques chevaux cette partie est ordinairement enduite d'une humeur très-fétide. A cet effet, on prend une éponge mouillée, et, après en avoir exprimé l'eau pour rendre cette éponge plus douce, on l'insinue aussi avant que possible dans le fourreau de l'animal, pour absorber l'humeur qu'il contient souvent en quantité assez grande, pour empêcher le cheval d'en retirer le membre toutes les fois qu'il a besoin d'uriner. On achève enfin le pansement en séchant avec l'époussette toutes les parties qui ont été mouillées. On conçoit qu'en hiver il faudra moins éponger les chevaux qu'en été. Nous ajouterons même, à cette occasion, qu'il faut toujours surveiller les palefreniers ou les cochers qui, par paresse, lavent souvent leurs chevaux à grande eau plutôt que de les panser convenablement avec l'étrille. Qu'arrive-t-il alors? La crasse, délayée par le liquide, forme une sorte de croûte qui, en s'épaississant promptement, adhère à la peau, en obstrue totalement les pores, et suspend ou intercepte toute transpiration cutanée.

Ce pansement général terminé, on reconduit le cheval à sa place, on le couvre d'une ou de plusieurs couvertures (1), puis on l'attache avec la longe du licou qui a succédé au filet et qui doit être en double sous gorge, si l'animal est sujet à se délicoter. Le cheval étant bien séché et convenablement couvert, c'est alors qu'il convient de lui curer les pieds avec l'instrument principalement destiné à cet usage, et de les dégager des corps étrangers qui se seraient introduits

(1) Les meilleures couvertures sont celles de toile, parce qu'elles peuvent s'appliquer plus immédiatement que les autres sur le corps et l'encolure de l'animal. Les couvertures de laine ont l'inconvénient de hérisser et de détruire le poil, et les demi-couvertures n'entretiennent pas, comme les autres, une transpiration égale sur toute la superficie du corps.

entre l'ongle et le fer, ainsi que des ordures dont la cavité pourrait être remplie. On mettra dans cette même cavité une suffisante quantité de terre glaise pour tenir l'ongle humide, et l'on graissera le sabot, autour de la couronne, avec de l'huile dans laquelle on aura mis de la cendre de paille brûlée pour donner à l'extérieur de l'ongle un luisant, un éclat et une couleur noire convenables.

Indépendamment de ce pansement général, il en est encore un particulier, que l'on met de temps en temps en usage pour les chevaux bien entretenus, et qui consiste dans la coupe plus ou moins régulière des crins ou poils de leur crinière, de leurs oreilles, de leurs jambes et de leur queue. Cette sorte de toilette se fait, pour les oreilles, de la manière suivante. On place le cheval de façon que sa tête se trouve à la portée de la main, puis, avec des ciseaux, ou un rasoir, on coupe, le plus ras possible, le poil qui déborde ces parties tant en dedans qu'en dehors, en ayant soin de tenir parfaitement égale cette bordure dont la largeur doit être partout de 6 millimètres environ. Quelquefois aussi on coupe les crins de la crinière soit en brosse, soit en arête, ou bien, si les chevaux ont tous leurs crins, on ne leur taille cette crinière que de la largeur d'un doigt, précisément à l'endroit où repose le dessus de la têtière du licou. Chez ceux qui ont la crinière trop chargée, on prend très-peu de crins à la fois, on entortille leurs extrémités autour du doigt ou d'un morceau de bois et on les arrache. Les grands poils des lèvres doivent être coupés avec des ciseaux, comme ceux qui croissent au menton, à la barbe, aux environs des naseaux. On arrache aussi ceux qui se montrent au-dessous de la paupière inférieure. On fait le poil aux *jambes* qui en sont trop garnies, avec des cisailles ou pinces à poil; ou bien on les arrache en les étageant de manière qu'il ne paraisse pas qu'on en ait ôté. Veut-on couper les crins de la queue à une hauteur convenable? on empoigne cette dernière par son tronçon et l'on descend la main jusqu'où l'on se propose de couper les crins. Lorsque la main est parvenue dans cet endroit, on serre exactement la queue, puis on la retourne, de sorte que l'extrémité des crins se présente au palefrenier qui coupe toute cette partie excédante, à peu près à la hauteur du fanon.

Le pansement de la main n'est pas sans influence, comme on doit bien le croire, sur la santé des chevaux : il contribue à leur bien-être, à leur embonpoint, à leur beauté même ; aussi les moyens hygiéniques qui en font la base, ne sauraient-ils être mis trop souvent en pratique par les véritables amateurs de chevaux. C'est surtout lorsque ces animaux reviennent d'une longue course ou d'un grand travail, couverts de sueur et de poussière, qu'il est à propos de ne pas les laisser exposés à l'air ; qu'il faut les étriller, les brosser, les laver et les éponger avec de l'eau froide ou tiède, suivant la saison ; qu'il importe de leur *abattre l'eau*, ou en d'autres termes, de les débarrasser de cette sueur abondante qui ruisselle alors de toutes les parties de leur corps et forme une écume blanchâtre, principalement aux endroits sur lesquels portent les harnais. En pareil cas, on se sert du couteau de chaleur, long et large couteau à lame non tranchante que l'on tient des deux mains de manière à pouvoir râcler avec force les parties du corps de l'animal sur lesquelles doit agir l'instrument.

Le cheval ayant été desharnaché et dessellé, on commence à râcler l'encolure, en ayant soin de ramener l'eau du côté du jarret. De là on suit les épaules, les bras, les jambes et l'entre deux de ces parties. On passe ensuite l'instrument sur le dos, les reins, sous le ventre où la sueur se rassemble plus abondamment, puis le long du ventre et de la poitrine, depuis le fourreau ou la vulve jusqu'au poitrail. On agit de même pour la partie supérieure et les parties latérales de la croupe, pour les hanches, les fesses, les cuisses, les jambes, extérieurement et intérieurement. Enfin on réitère cette opération toutes les fois que l'abondance de la sueur paraît l'indiquer. Immédiatement après on bouchonne fortement le cheval, on l'essuie avec du linge, après quoi on lui met une couverture sous laquelle on place de la paille fraîche entière et dans toute sa longueur : précaution d'autant plus importante que, d'une part, cette paille facilite la circulation de l'air entre la couverture et la peau, en même temps qu'elle s'oppose à sa trop grande fraîcheur; et que, de l'autre, elle empêche la couverture de porter sur les parties mouillées, de se mouiller elle-même, et, par conséquent de devenir inutile ou nuisible en se refroidissant. On accélère ensuite l'entière évaporation de la sueur, en promenant le cheval à l'ombre et au pas.

Si l'animal était irritable ou châtouilleux, au point de ne pas supporter la pression du couteau de chaleur, il faudrait alors le bouchonner, le promener et renouveller plus souvent la paille sous sa couverture, ce qu'il est toujours très-convenable de faire pour les chevaux qui ont été mouillés par la neige ou par la pluie.

Le bouchonnement fréquent des chevaux qui travaillent beaucoup où qui sortent fréquemment, est aussi une chose très-nécessaire à leur santé et à leur entretien ; il ne faut pas non plus oublier, quand ils rentrent à l'écurie, de leur laver les crins, le cou, la tête, les oreilles, la bouche et les naseaux : s'ils sont couverts de poussière ou d'ordures, on doit particulièrement leur nettoyer les pieds avec l'éponge, le balai ou la brosse pour en retirer les ordures dont le séjour dans ces parties pourrait en déterminer le ramollissement et produire des accidens. Les maîtres dans les grandes villes où la boue est constamment noire, épaisse et en quelque sorte caustique, ne sauraient trop recommander cette précaution à leurs cochers.

Mais ces différens moyens hygiéniques ne sont

pas les seuls que l'on doive employer pour maintenir les chevaux dans un état parfait de santé. Il en est encore d'autres bien plus importans qu'il est indispensable de connaître. Ainsi, par exemple, il faut éviter pour les chevaux le passage subit du chaud au froid et du froid au chaud ; car de cette imprévoyance pourrait résulter ce qu'on appelle vulgairement une transpiration rentrée, source fréquente de maladies. Les chevaux sont-ils obligés, après une course ou un travail forcé, de rester plusieurs heures de suite exposés à l'intempérie de la saison, on doit les garantir du froid en les couvrant d'une couverture, ainsi que ne manquent jamais de le faire des cochers et des domestiques soigneux de leurs animaux ; il faut encore ne pas faire passer trop brusquement les chevaux, d'un régime à un autre, du repos à une trop grande fatigue; on doit en outre leur donner constamment une bonne litière, composée en partie de paille fraîche, qu'on aura soin de renouveler fréquemment ; enfin il est bon de les baigner souvent dans les rivières, les étangs ou les grands abreuvoirs.

Ces bains, convenablement employés conviennent parfaitement à ces animaux ; ils les fortifient, les maintiennent dans un état de propreté constante, et s'ils devaient leur être nuisibles, ils ne le seraient qu'autant qu'on les ferait prendre aux chevaux dans une eau très-froide et lorsqu'ils seraient encore très-échauffés par suite de leur travail.

Ces bains, dont la durée moyenne ne doit point dépasser une demi-heure suivant la température de la saison, peuvent être pris tous les quinze jours, les mois d'hiver exceptés; seulement quand on ramène les chevaux à l'écurie il faut avoir la précaution de les faire courir à l'air afin de mieux les sécher. On doit aussi, à leur arrivée, leur abattre l'eau, les bouchonner fortement ensuite, afin d'augmenter la chaleur de la peau et y rétablir la transpiration habituelle.

Ces principes généraux d'hygiène difficiles à suivre dans tous leurs détails, pour les chevaux de gros trait et de labour, sont particulièrement applicables aux chevaux de guerre, de remise, de cabriolet et au cheval de selle que l'on monte avec l'intention de le faire marcher pendant plusieurs jours de suite ; celui-ci surtout réclame de son cavalier des soins particuliers que nous allons essayer d'indiquer à nos lecteurs.

Quant aux chevaux fins et de pure race, ils demandent à être pansés plus doucement que ces derniers ; aussi pour leur pansage de tous les jours, remplacera-t-on avec avantage l'étrille par une brosse douce ou une flanelle fine, à cause de la délicatesse de leur peau : on les bouchonnera moins rudement que les autres chevaux, on les lavera à moins grande eau ; il faudra également, chaque fois qu'ils rentreront de la promenade, leur essuyer les jambes avec la plus grande précaution, et, hiver comme été, éviter pour eux autant que possible les brusques changemens de température et les exercices forcés et trop pénibles.

Des soins que l'on doit donner à un cheval de selle, en voyage.

Le cheval destiné à faire une route plus ou moins longue, exige des soins qu'il est important de connaître : il-faut d'abord, quelque temps avant son départ, le promener pendant trois ou quatre heures par jour, pour le mettre en haleine et le disposer insensiblement à fournir avec aisance le chemin qu'il doit parcourir ; dès l'instant où l'on est en route, les premières journées doivent être courtes, sauf ensuite à en augmenter la durée. Autant que possible aussi, il faut que ces journées soient faites en entier, tout d'une traite, sans débrider, parce que le cheval, en arrivant de bonne heure à sa première destination, a plus de temps pour se rafraîchir et se reposer. On peut néanmoins en été faire les journées en deux fois (matin et soir), en évitant la chaleur du jour et en partageant ces journées de manière que l'animal exécute dans la matinée le tiers au moins du chemin qu'il doit faire pendant ce jour-là. Il faut en outre, à mesure que l'on approche du lieu où l'on a le projet de s'arrêter, rallentir l'allure du cheval pour l'empêcher d'avoir trop chaud en arrivant.

L'animal est-il en sueur? Avant de le débrider de le déseller, on le promène pendant quelques instans, on le maintient dans une action douce et lente; c'est le vrai moyen de donner à cette sueur le temps de se dissiper sans danger; les suites du froid n'étant presque jamais à craindre tant que le corps est en action. Quand l'animal ne paraît plus avoir trop chaud, on le fait entrer dans l'écurie ou dans tout autre lieu tempéré, à abri de tout air vif et froid. On le débride, on le desselle ; on lui abat l'eau avec le couteau de chaleur, on l'époussette, on le bouchonne, puis avec une éponge imbibée d'une eau propre et limpide, on lui lave les yeux, les lèvres, le fondement et le fourreau : ces parties étant ordinairement chargées d'une quantité de poussière confondue avec la sueur. Toutes ces précautions, qui ont pour but de prévenir la suppression de la transpiration étant prises, on peut faire souffler quelques gorgées de vin dans la bouche et dans les naseaux du cheval, et lui faire laver les jambes avec de l'eau fraîche, pour les fortifier quand elles paraissent être trop fatiguées.

Si le cheval n'a pas très-chaud, il n'est pas nécessaire de le débrider aussitôt après son arrivée à la première halte de la journée ou à sa destination ; il faut seulement le dégourmetter et l'attacher par les rênes de la bride aux fuseaux du râtelier. Alors on desserre les sangles, on ôte la croupière, on déboucle le poitrail, l'on glisse une certaine quantité de paille entre les panneaux de la selle, puis après avoir laissé le cheval pendant une heure et plus sans manger, on le débride, on lui fait donner un peu de foin ; on l'abreuve quand il a mangé cet aliment et quelque temps après on lui donne l'avoine. Pendant ce temps, il est très-convenable de faire laver la bride, qui doit être nettoyée chaque fois qu'on la retire de la bouche du cheval. Si les panneaux de la selle ont été mouillés et trempés par la sueur, on les met sécher à l'air ou, ce qui vaut encore mieux, au soleil ; on les bat bien ensuite pour en rompre la dureté, et on ne replace la selle sur le dos de l'animal que lorsque ses panneaux ainsi battus sont devenus assez souples pour ne point déterminer sur les endroits où ils reposent, des contusions, des plaies qui finiraient à la longue par s'agrandir et empêcheraient le cheval de continuer sa route, en le mettant hors de service. S'il doit passer la nuit ou rester longtemps dans l'écurie, on l'attache de manière qu'il puisse se coucher aisément sans courir le risque de s'enchevêtrer.

Quant à la quantité d'alimens solides et liquides qu'il convient d'accorder à un cheval pendant une longue route, elle doit être modérée, comme la durée des premières journées, si l'on ne veut pas qu'il se dégoûte de sa nourriture ; la prudence exige aussi qu'on ne l'abreuve pas à la première eau que l'on rencontre dans le chemin. En pareil cas, il vaut mieux différer de le faire boire jusqu'à ce que l'on soit parvenu à l'endroit où l'on doit s'arrêter, pour éviter qu'en buvant une eau parfois malsaine ou trop froide, il ne soit tourmenté plus tard par des coliques souvent très-douloureuses.

Les pieds d'un cheval de selle qui voyage, exigent aussi une grande attention de la part de celui qui le monte. On doit toujours les visiter en partant, et faire enlever avec le cure-pied les pierres, les graviers ou la terre qui peuvent y séjourner ; on doit en outre en remplir la cavité de terre glaise ou de crottin mouillé, et oindre la couronne avec du cambouis ou de l'onguent de pied. Lorsque ces parties sont douloureuses et chaudes, quand le cheval semble boiter et ne pas appuyer franchement son pied sur le terrain, on doit nécessairement le faire déferrer pour mieux examiner l'état de ces parties, et il est prudent de ne le remettre en route que lorsqu'il n'éprouvera plus aucune douleur.

Quelquefois, malgré toutes ces précautions, le cheval, obligé de faire une longue route, se fatigue au point de ne pouvoir la continuer ; en pareil cas, un repos absolu pendant plusieurs jours, une litière bien fournie, l'extraction de deux clous de chaque côté des pieds, des frictions faites sur les jambes avec de la lessive de sarment ou simplement avec de l'eau fraîche dans laquelle on aura mis du vinaigre ou du gros vin ; de l'eau blanche, du son mouillé au lieu d'avoine pour toute nourriture, et au besoin une saignée que l'on ferait pratiquer à la jugulaire après trois ou quatre jours de repos, suffiront pour le rétablir promptement. La saignée étant une opération que l'on pratique le plus ordinairement sur le cheval, il est important pour le cavalier qui se met en voyage, d'emporter avec lui une trousse dite de cheval, ou un fort couteau contenant une ou plusieurs lancettes, un cure-pied et même des aiguilles pour recoudre la selle, si cela devenait nécessaire.

Soins que l'on doit prendre de la jument avant, pendant et après la mise bas. — Allaitement des pouliches et des poulains. — Soins particuliers qu'ils réclament, soit à l'écurie, soit au pâturage. — Éducation de ces jeunes animaux.

L'état de plénitude chez les jumens n'étant point une maladie (état dont la durée moyenne est pour elles de onze à douze mois), on doit particulièrement s'attacher par des soins hygiéniques, à prévenir l'avortement et à rendre la mise bas moins pénible. Il importe surtout de leur faire éviter tout ce qui peut déterminer en elles des irritations étrangères à celles de la matrice et leur communiquer des secousses, des commotions susceptibles de retentir jusqu'à cet organe, comme les efforts, les chutes, les grandes fatigues et des travaux pénibles, les coups de pied ou de dent des autres animaux; les coups d'éperon, de bâton, de fouet, que les gens d'écurie, les valets de ferme peuvent leur donner sur les reins; les chocs dans les brancards de voiture, des charrettes; les sauts pour franchir les fossés et les haies; les heurts contre des pierres, des murs, des arbres. En général les bêtes pleines exigent plus de soins et de surveillance que celles qui ne le sont pas; elles doivent être placées dans les écuries ou dans les étables, de manière à ne pas être gênées, soit par le trop grand nombre d'animaux de la même espèce, qui se trouvent avec elles, soit par des loges trop étroites ou des barres mal assujéties. Autant que possible, il faut que les jumens pleines soient isolées, attachées et qu'elles aient beaucoup de bonne litière ; il est bon aussi de les faire travailler modérément, de les suivre de plus près quand on les sort en les surveillant davantage que de coutume, et quand elles rentrent à l'écurie on doit attendre quelque temps avant de les laisser manger et boire, surtout lorsquelles ont chaud, qu'elles sont essoufflées, et que l'eau qui leur est destinée pour boisson est froide. On doit aussi se garder, quand elles sont dans cet état, de les passer à l'eau, et il convient d'aérer souvent les lieux qu'elles habitent ; rien n'est plus nuisible, en effet, à l'état de plénitude des grands animaux surtout, qu'un air épais et infecte comme le devient par défaut de soins celui des écuries ou des étables mal tenues. La nourriture des jumens, en pareil cas, doit être proportionnée à leur force, à leur stature, à leur genre de service et à l'époque de leur plénitude ; plus cette époque est avancée, plus les alimens doivent être abondans et de facile digestion.

A l'époque de la mise bas, quand tout se passe sans accidens, quand le petit est sorti de la vulve avec facilité, il n'y a rien à faire pour aider la jument dans ce dernier travail ; s'il restait au contraire au passage, il faudrait de suite venir au secours de la mère, en le tirant peu à peu doucement de haut en bas, si la bête était debout, et dans la direction des jarrets si elle était couchée.

Les soins à donner à la jument après qu'elle a *pouliné* se réduisent encore à très-peu de choses, surtout si la bête est vigoureuse, et consistent simplement en moyens hygiéniques; le plus ordinairement elle est très-altérée, c'est alors le cas de lui donner de l'eau tiède dans laquelle on a mis un peu de mouture d'orge et de son farineux; si elle est faible ou fatiguée par le travail de la parturition, on peut la ranimer en lui donnant quelques croûtes de pain rôti trempé dans du vin, du cidre ou de la bière. Autant que possible, on doit la placer avec son petit préalablement bien séché pour le préserver du froid auquel, dès en naissant, il est très-sensible, dans un endroit clos et salubre, d'une température douce et à l'abri de tout ce qui pourrait la troubler. On lui fait ensuite une bonne litière, on la couvre s'il fait froid; on la surveille pendant quelques jours, et dès le lendemain de la mise bas, on pourra lui donner une bonne nourriture.

Le poulain est à peine né qu'il essaie de se lever: quelquefois il y parvient difficilement tout d'abord, mais bientôt il réussit à se tenir sur ses deux pieds. Guidé par son instinct, son premier mouvement est de chercher la mamelle de sa mère; mais alors il est toujours bon de l'aider dans cette recherche tant pour éviter les chutes que pour l'aider à têter, soit en mettant le bout du mamelon dans sa bouche, soit en tenant la jument qui, lorsqu'elle est est jeune, repousse quelquefois son petit et le maltraite quand il veut l'approcher.

La jument qui met bas dans la prairie à l'époque du vert, a bien plus d'avantage que les autres pour nourrir. Indépendamment d'une nourriture très-favorable à l'abondance et à la qualité de son lait, elle y trouve, ainsi que son poulain, un exercice salutaire. En tout autre temps, il est nécessaire de lui procurer un travail doux et régulier en rapport avec ses forces et ses habitudes; il n'y a point d'inconvénient à ce que le poulain suive sa mère, quelques jours après sa naissance, même au travail, pourvu que ce travail soit proportionné à sa faiblesse, et qu'on arrête de temps en temps sa mère pour qu'il puisse la têter. La jument qui allaite ne peut avoir un lait abondant et riche en principes nutritifs, qu'à l'aide d'une bonne nourriture. L'herbe fraîche est celle qui lui convient le mieux, et à son défaut, l'eau blanchie, le son farineux, les graines substantielles, le foin choisi.

Si quelque accident empêche la jument d'allaiter, on peut élever le poulain sans têter, avec du lait d'une autre jument, du lait de vache ou de chèvre auquel on ajoute quelques œufs frais, pour le rendre plus nourrissant. On l'habitue aisément à boire seul, en lui mettant le doigt dans la bouche ou un chiffon trempé dans du lait. Il commence par sucer et boit ensuite.

Soins du poulain au pâturage.

Le pâturage sur un terrain sec, montueux, convient surtout aux poulains de selle et de tirage rapide nouvellement sevrés Ils y acquièrent de la vigueur et y déploient leurs membres (Grognier). On peut faire pâturer dans les plaines herbeuses, ceux qui, étant destinés au gros trait, doivent devenir volumineux et massifs.

Rarement en France, les poulains mis en pâturage après avoir été sevrés, y passent la saison rigoureuse. Si l'on ne peut s'en dispenser, il est bon de leur ménager sous des hangars, des refuges contre les intempéries de la saison : précaution toujours utile, même dans la belle saison, sous les climats où la température est variable. On ne doit point les faire sortir avant que le soleil ait pompé les brouillards et la rosée et il doivent être ramenés avant la nuit.

Les poulains ont généralement besoin d'exercice, et quand on ne peut les faire pâturer, il faut pouvoir les mettre en liberté pendant une partie du jour, dans un enclos ou dans une vaste cour attenante à l'écurie, ce qui ne dispense pas de les promener de temps en temps.

Pendant la première année, à compter du sevrage, les jeunes animaux des deux sexes peuvent être ensemble, mais la seconde il faut les séparer. En général, les pouliches d'un an et demi à deux ans, sont bien plus douces, bien plus faciles à conduire que les poulains du même âge ; elles n'ont pas besoin de tant d'espace pour prendre leurs ébats, ni de clôtures aussi fortes pour être contenues. Elles se contentent d'un pâturage moins fin, moins délicat, et sont sujettes à moins de maladies que les poulains.

Soins des poulains à l'écurie.

Si l'on ne peut se dispenser de renfermer à l'écurie les poulains nouvellement sevrés ; on doit redoubler de soins pour rendre leurs habitations salubres, empêcher surtout que leurs pieds ne reposent sur le fumier, pour éviter plus tard le ramollissement et la déformation de l'ongle. Il est bon de les laisser libres jusqu'à deux ans, en leur réservant la faculté d'entrer à volonté dans l'enclos qui doit être attenant à l'écurie. Si on les promène, il faut les habituer à suivre en liberté, le cheval de leur conducteur qui devra être doux avec eux, les caresser de temps en temps, et leur donner de la nourriture, afin de ne pas éprouver, quand le moment de les attacher sera venu, cette résistance fougueuse, ces mouvemens de fureur qui obligent souvent d'attacher les poulains, aussitôt après les avoir séparés de leur mère.

Ce n'est pas brusquement qu'il faut les priver de leur liberté. On leur mettra d'abord un licou sans longe, et on les habituera à rester pendant un temps plus ou moins long, à la place où on les aura fixés. La longe qui, au bout de quatre ou cinq jours, sera ajoutée au licou, devra être assez longue pour permettre à ces jeunes animaux de se coucher, mais pas assez pour les exposer à se couper, à s'enchevêtrer ou à s'étrangler. Ce sera par des caresses et des distributions de nourriture faites à propos, qu'on les consolera de la perte de leur liberté.

Après les avoir attachés et même avant, si l'on a eu sur eux assez d'ascendant, on les aura habitués à se laisser non pas étriller, mais brosser sur toutes les parties du corps. Enfin lorsqu'à l'âge d'un an à dix-huit mois, la crinière et la queue seront courtes et trop peu fournies, on en coupera les crins une fois par mois, afin de les faire croître avec plus de vigueur.

Régime alimentaire des poulains à l'écurie.

Les poulains qui ont été allaités au pâturage et dont la première nourriture solide a été de l'herbe verte, ont bien de la peine à s'habituer au foin et à la paille, quand dans les derniers mois d'automne ils sont enfermés dans l'écurie. Si à la fin de la saison, on ne peut ménager, en donnant un peu d'herbe, la transition du vert au sec, et si on ne distribue pas de racines, on devra abreuver abondamment les poulains et tenir toujours à leur portée, de l'eau blanche l'égèrement salée. C'est le moyen de prévenir le dégoût, l'inappétence, la constipation, l'alimentation imparfaite. Les fourrages secs donnés en trop grande quantité aux poulains d'un à deux ans, présentent des inconvéniens surtout pour les très-jeunes chevaux que l'on destine à la selle ou au tirage rapide.

On ne peut guère préciser la ration de foin et de paille qu'il est permis de donner aux poulains depuis le premier sevrage, jusqu'à l'âge adulte, cinq ans : mais on peut dire d'une manière générale, que le poulain dont on n'exigera aucun travail, que sa dentition fatiguera, que sa croissance affaiblira, et dont l'estomac n'aura pas toute sa force de digestion, devra être nourri d'alimens substantiels et de facile assimilation. On lui choisira le meilleur foin du fenil, la meilleure paille de la grange dont on lui donnera davantage que de la première ; de bons barbotages de farine d'orge, et un peu d'avoine concassée, complèteront sa nourriture.

Si, comme il est très-convenable de le faire, surtout pour les chevaux sveltes, on met au grain les poulains nouvellement sevrés, si même on leur en donne avant le sevrage, il suffira pendant la première année de leur donner 3 à 4 kilog. de foin par jour. On augmentera graduellement les rations pendant les années suivantes, sans qu'on puisse en déterminer rigoureusement la quantité.

En général, c'est pendant la première année et surtout pendant les premiers jours et les premières semaines qui suivent sa naissance, que la croissance des poulains est des plus manifeste, et ce temps passé, ce rapide développement diminue dans une égale proportion.

L'état des poulains dans les premières semaines qui suivent la naissance, ressemble assez à celui où ils devaient se trouver dans le ventre de leur mère.

Le penchant extrême qu'ils montrent alors pour le repos, les envies de dormir qu'ils éprouvent, le désir qu'ils ont constamment de se serrer contre le ventre de leur mère, toutes ces dispositions contribuent à leur conservation, et même, lorsqu'elles sont accompagnées d'une nourriture suffisante donnée par le lait maternel, elles favorisent leur croissance.

La privation du repos et du lait maternel arrête ou contrarie souvent la croissance de ces jeunes animaux.

Dès qu'un poulain a reçu les premiers soins, on ne doit pas hésiter à lui donner un peu d'avoine, fût-il à peine âgé de quelques semaines. Qu'on ne craigne pas de la lui voir refuser. Élevé dans l'écurie, il se familiarisera avec ce grain, et lui-même commencera à le rechercher. On ne saurait donc lui en présenter assez vite aussitôt qu'il en demande; car, dès ces premières années de son existence, quelques livres de ce grain agiront sur sa croissance et son entier développement d'une manière bien plus efficace que ne le ferait plus tard une quantité beaucoup plus considérable. Voilà, en grande partie, tout le secret des Anglais dans l'élève de leurs chevaux.

Le grain, pour les poulains de lait, présente encore d'autres avantages : il permet de les sevrer de très-bonne heure et les empêche par là d'affaiblir la mère qui se trouve avoir retenu de nouveau, et que fatiguerait beaucoup la double nourriture qu'elle aurait alors à donner.

Les poulains auxquels on a donné, pendant la première année, une nourriture substantielle, se trouvant infiniment fortifiés par cet aliment, peuvent, sans que l'augmentation de leur taille ait à en souffrir, ne recevoir que des soins moins assidus pendant leur seconde et leur troisième année. Ils peuvent se contenter dès lors d'une quantité plus grande de fourrage et être entretenus même dans un très-bon état avec une très-faible ration de grains.

La quantité approximative d'avoine que, jusqu'au sevrage, les poulains doivent manger chaque jour, est en poids d'environ un demi-kilogramme. Lorsque les poulains sont sevrés, ce qui doit avoir lieu, pour ceux nés de très-bonne heure, au commencement de juillet, et pour les autres vers la fin d'août, c'est-à-dire à l'époque où les plus jeunes ont trois mois, la ration qui leur convient à cet âge, consiste en 2 kilogrammes d'avoine, 4 kilogrammes de foin et une quantité suffisante de litière sèche et propre.

Dans quelques pays d'élèves de gros chevaux, on pousse les poulains à l'engrais en leur donnant des espèces de soupes composées de choux, de navets et d'autres légumes hachés et cuits, auxquels on ajoute souvent du son et du lait.

Ce sont des poulains de deux, de trois ans et

même plus âgés, que l'on soumet à ce régime, qui pourrait tout au plus convenir pendant peu de temps pour adoucir la transition de l'allaitement à la nourriture sèche. C'est surtout avant de les exposer en vente que l'on traite ainsi les poulains. Ils se présentent alors avec un air d'embonpoint et de rondeur qui en impose à l'acheteur. Mais cet embonpoint factice ne tarde pas à disparaître. Le jeune animal supporte difficilement le régime auquel il convient de le soumettre pour le disposer au travail; et il ne tarde pas à maigrir et à se trouver en butte à une foule de maladies.

Éducation des poulains.

Dès la deuxième année, le poulain qu'on a laissé au pâturage, ne doit pas y être seul, abandonné à lui-même. Il y sera maintenant sans entrave, dans des enclos, avec des animaux mâles, autant que possible, de son âge; et si ces moyens manquent, il faut l'amener à l'écurie.

Quand on le laisse en plein air, on doit pouvoir l'approcher ou le toucher. On y parvient en lui montrant de la nourriture, en lui en donnant, en ne le brusquant jamais, même de la voix, et en promenant sur toutes les parties de son corps une main caressante. On lui lève successivement toutes les extrémités ; on frappe doucement sur ses pieds avec un bâton, ou mieux avec un marteau. Plus tard, il ne sera pas étonné lorsqu'on voudra le ferrer. On lui montre les instrumens de pansage avant de s'en servir ; on lui fait faire connaissance avec le bridon, la bride, les couvertures, la selle. C'est aussi pendant cette seconde année que le poulain reçoit un nom et apprend à y répondre.

Au commencement de la troisième année, il est attaché dans l'écurie, au moins pendant la nuit et pendant la saison rigoureuse. Alors on commence à le seller sans le monter ; on le bride sans le faire marcher ; plus tard on le promène en main, et s'il n'est pas trop impatient, on le fait trotter à la longe. S'il est destiné au trait, on le harnache sans l'atteler. Si son service doit être celui du bât, on lui met ce harnais long-temps avant de le faire porter. Plus tard on le monte sans le faire marcher ; on l'attelle sans le faire tirer : ensuite on exige de lui quelques pas, l'arrêtant au moindre signe d'impatience qu'il donne ; on le caresse quand on l'approche, et lorsqu'il a bien obéi, on le récompense en lui donnant quelques morceaux de sucre.

Lorsque le poulain est destiné à la guerre, on l'habitue de longue main à la détonation des armes à feu.

L'éducation des poulains pour le trait est plus facile que pour la selle et commence aussi beaucoup plus tôt.

Un poulain de trois ans peut être employé au labour et aux charrois, et celui de quatre au carrosse, tandis que ce n'est pas avant cinq ans qu'on doit s'en servir comme cheval de selle : et s'il est de race noble, on fera bien d'attendre qu'il ait six ans. Mais tous les chevaux propres à la selle peuvent, deux ans avant qu'on les monte, être employés au trait. Il est même beaucoup plus facile de dresser à la selle le cheval qui a toujours tiré, que de soumettre au trait celui qui n'a jamais servi qu'à porter.

C'est dans le jeune âge qu'il convient de faire l'éducation du cheval de trait ; il ne connaît pas encore toutes ses forces et il est alors moins porté à se défendre avec violence.

L'instruction du cheval exclusivement de selle, est plus difficile parce qu'elle commence plu tard et à un âge où les chevaux sentant leurs forces sont moins dociles. Il suffit d'un charretier ou d'un cocher ordinaire pour dresser un cheval de labour ou de carrosse, tandis qu'il faut un écuyer habile pour faire l'éducation d'un cheval de selle de race noble,

Maladies des poulains.

Les maladies qui peuvent attaquer le plus fréquemment ces jeunes animaux, sont : 1° la sortie de l'urine par l'ouraque après la naissance ; 2° les ulcères à la tête (achores) ; 3° les tumeurs dans le scrotum ; 4° la luxation de la rotule ; 5° la luxation des articulations des membres ; 6° la diarrhée grise ; 7° la hernie ombilicale, etc. , maladies toujours assez graves pour réclamer , dès leur premier développement, les soins d'un vétérinaire instruit.

Des maladies des chevaux faciles à guérir. — Soins généraux que l'on peut employer avec avantage dans ces diverses affections.

Les chevaux , comme tous les autres animaux, sont susceptibles d'être atteints d'une foule de maladies tantôt aiguës, tantôt chroniques, dont le plus grand nombre, par cela même qu'elles peuvent avoir les suites les plus fâcheuses, réclament toujours les soins d'un vétérinaire. D'autres, au contraire, sont très-légères, et le traitement le plus simple suffit presque toujours pour en prévenir la gravité, et par cela même les guérir. Nous ne devons parler ici que de ces dernières, le plus ordinairement occasionées par des heurts, des coups ; et comme ces maladies sont en trop petit nombre pour être classées d'une manière méthodique, nous les indiquons, pour plus de simplicité, dans leur ordre alphabétique.

De l'abattement.

L'abattement, chez les chevaux, est ordinairement caractérisé par une diminution considérable et subite des forces de l'animal : c'est plutôt une prédisposition à une maladie qu'une maladie réelle. On l'observe fréquemment chez les chevaux qui fatiguent beaucoup.

L'animal *abattu* a, comme on le dit vulgairement, la tête dans l'auge et les yeux tristes ; il se tient à la même place et se dérange à peine. Ses

jambes sont raides, sa peau est dure et sèche. Il ne mange pas avec appétit, se tient long-temps couché, se lève toujours en meilleur état, et se secoue plusieurs fois immédiatement après s'être levé. Ses urines sont fréquentes et peu abondantes, ses excrémens secs et mal digérés. Il n'a pas la même force qu'il avait précédemment pour le travail auquel il ne répugne cependant pas. Il trotte plus bas, rase le tapis, est sujet à buter, à s'abattre, et devient peu sensible au fouet.

Traitement. — Le repos, une bonne litière, une nourriture légère, mais choisie, telle que l'eau blanchie avec la farine de froment, de la paille, un peu de foin et d'avoine de bonne qualité, le pansement de la main réitéré, le bouchonnement surtout qui rétablit la transpiration toujours dérangée ou suspendue dans le cas d'abattement, sont les principaux moyens à employer en pareille circonstance.

Quelques lavemens d'eau pure tiède, dans laquelle on aura mis une forte pincée de sel de cuisine, seront aussi très-utiles et rendront les urines plus abondantes. Enfin 125 grammes de miel fondu dans un litre d'eau et de vin, à parties égales, forment un breuvage que les animaux malades boivent avec plaisir dans le cas dont il s'agit.

De l'amaigrissement.

Cette diminution générale de l'embonpoint du cheval, qui a lieu souvent sans altérer sensiblement la santé, est le plus ordinairement un signe de maladie. Dans le premier cas, les animaux conservent leur santé et leur vigueur accoutumée ; dans le second, au contraire, l'amaigrissement se manifeste avec une rapidité extraordinaire. En trois ou quatre jours, l'animal est *efflanqué*, entièrement déformé et méconnaissable.

L'amaigrissement peut être rapide ou lent ; il peut précéder la maladie principale ou la suivre. Ordinairement il s'annonce par l'affaissement, la diminution de toutes les formes rondes, par la saillie très-prononcée de toutes les éminences osseuses, surtout des hanches et de l'épine du dos. Quoique couchés sur une bonne litière, les animaux s'écorchent facilement dans toutes les parties saillantes et il suinte une sorte d'huile de tous les endroits entamés. Cet amaigrissement se fait d'autant plus remarquer que l'animal était plus gras : quelquefois même les chevaux, tout en paraissant jouir d'une bonne santé, mangeant bien et travaillant bien, *maigrissent* et dépérissent peu à peu, malgré les soins continuels qu'on leur prodigue et sans qu'on puisse en deviner la cause.

L'amaigrissement est commun dans les années sèches où l'on récolte peu de foin; très-souvent aussi, il est occasioné par des travaux trop actifs ou trop prolongés, par l'insuffisance ou la mauvaise qualité de la nourriture, par des affections vermineuses. Une constitution faible détermine encore souvent l'amaigrissement chez les jeunes chevaux d'un caractère vif et courageux, qui ne sont point entièrement formés et qu'un excès d'ardeur fait entrependre et exécuter des travaux supérieurs à leurs forces. Ces efforts excessifs les énervent, fatiguent leurs membres et les ruinent.

Traitement. Il consiste dans ce dernier cas à modérer le travail des jeunes chevaux, à ménager leurs forces et à ne point leur donner d'alimens échauffans. En général, l'amaigrissement n'exige point de traitement particulier; il disparaît presque toujours avec la maladie qui l'a déterminé.

Le bouchonnement fréquemment répété et l'emploi d'un breuvage tonique, composé de 60 grammes de racine de gentiane, de 30 grammes de petite centaurée, de 16 grammes d'absinthe et d'un litre et demi d'eau commune que l'on fera bouillir jusqu'à réduction d'un litre, pour le faire ensuite avaler tiède (*Voyez* le Formulaire, article BREUVAGES), pourront être de quelque utilité dans le cas où l'amaigrissement a eu lieu sans cause apparente. Si cet état de maigreur se prolonge, il détermine une succession progressive de symptômes inquiétans qui demandent à être observés avec soin et exigent les conseils d'un vétérinaire.

Des ampoules.

Les ampoules sont de petites tumeurs plus ou moins étendues, plus ou moins nombreuses qui se développent sous l'épiderme et contiennent tantôt une sérosité ou humeur plus ou moins épaisse, tantôt une petite quantité d'air.

Les ampoules se montrent sur toutes les parties du corps indistinctement, mais particulièrement sur le dos, de chaque côté de l'encolure, dans les endroits les plus exposés au frottement de la selle et des harnais, et sur ceux où la peau

est mince et le plus dégarnie de poils, comme la tête, la cuisse, le plat de la fesse. Il n'est pas rare d'en rencontrer sur la corne la plus épaisse, sous la sole par exemple.

Dans la plupart des cas, ces petites tumeurs sont douloureuses et la gravité de leurs symptômes est toujours en raison des obstacles que l'humeur épanchée éprouve à son évacuation.

Presque toujours les ampoules surviennent à la suite de piqûres de quelques insectes. Elles peuvent être produites par des frictions trop excitantes, par un bouchonnement ou un pansement fait sans ménagement ; très-souvent aussi elles sont la suite d'une brûlure: quelquefois elles sont occasionées par de l'air qui a pénétré sous l'épiderme. D'autres fois elles forment le caractère essentiel de la maladie dans laquelle elles se montrent, et dans certaines circonstances, elles paraissent au commencement de quelques affections cutanées, comme la gale, les dartres.

Les ampoules se manifestent plutôt chez les jeunes chevaux que chez les vieux ; elles sont plus communes au printemps que dans toute autre saison. Mais quelle que soit leur quantité, elles incommodent très-peu les animaux qui en sont atteints.

La durée moyenne des ampoules est de deux ou trois jours. Au bout de ce temps, elles se dessèchent et s'affaissent : l'épiderme se détache par petites portions, il n'en reste aucune trace, et les poils demeurent adhérens à la peau.

Traitement. Le traitement des ampoules est très-simple ou à peu près nul. Le plus souvent, en effet, les ampoules disparaissent d'elles-mêmes: cependant si l'on croyait utile d'en débarrasser promptement les chevaux, on pourrait le faire en recouvrant ces petites tumeurs de compresses trempées dans une infusion de sureau, à laquelle on ajouterait quelques gouttes d'extrait de saturne; on pourrait aussi percer légèrement l'épiderme pour donner issue au liquide, ou à l'air qui les constitue.

Si les ampoules étaient trop nombreuses, si la peau était sèche et dure, si la partie qui en est le siége était rouge et douloureuse, il faudrait combattre cette inflammation par la saignée, l'emploi de l'eau miellée et gommée (*voyez* le Formulaire, article BREUVAGES), l'application de cataplasmes faits avec des feuilles de mauve, la mie de pain ou la farine de graines de lin.

Du frayement aux ars.

On nomme ainsi une lésion qui survient aux *ars*, c'est-à-dire à cette partie de la région inférieure de la poitrine qui se trouve entre les deux avant-bras, en arrière du poitrail et en avant du passage des sangles. Cette lésion est déterminée par des gerçures, des excoriations accompagnées souvent de l'engorgement de la partie, d'un suintement plus ou moins abondant de sérosité, de la chute des poils, et d'une gêne très-forte de la marche.

Le frayement aux ars se manifeste à la suite d'un travail dans des terrains boueux, quand on n'a pas la précaution de laver et de bouchonner les ars, à la rentrée des chevaux à l'écurie ; alors la boue qui s'est logée dans cette partie se dessèche et fait le lendemain office d'un corps dur qui, dans les mouvemens nécessités par la marche, excorie et irrite la surface extérieure de la peau.

Traitement. Les soins de propreté, le repos, s lotions avec une décoction d'écorce de chêne dans du vin, ne tardent pas à faire disparaître cet accident, dont on pourrait facilement prévenir le développement, en cherchant à éviter la cause qui le produit.

Des atteintes.

On appelle ainsi des meurtrissures que le cheval se fait au bas d'une jambe avec le fer d'un autre pied, ou qu'il reçoit d'un autre cheval marchant derrière lui ou à ses côtés. Suivant leur violence et leur siége, les atteintes peuvent être *simples* quand la contusion est légère et que la douleur se dissipe d'elle-même en peu de temps; *sourdes*, lorsque la douleur est vive, profonde et persistante; *encornées*, lorsque la contusion a eu lieu sur le sabot, vers le biseau; *compliquées*, toutes les fois qu'elles sont accompagnées de l'altération de plusieurs parties.

Traitement. La première chose à faire dans le cas d'atteintes, est d'aviser au moyen d'en empêcher de nouvelles. On doit s'occuper ensuite du traitement curatif qui variera suivant la gravité du mal et selon les suites qu'il importera de prévenir.

Si la douleur est forte et récente, on aura recours aux astringens, afin de faire avorter l'inflammation. Les cataplasmes faits avec de l'argile délayée dans du vinaigre, les bains de pieds dans de l'eau contenant en dissolution du sulfate de fer (couperose verte), sont alors parfaitement indiqués.

Si l'accident date de plus de vingt-quatre heures, il faut avoir recours, dès le début, aux calmans, aux cataplasmes adoucissans faits avec le son ou la mauve (*Voyez* le Formulaire, article CATAPLASMES) et au repos à l'écurie. Quelquefois, malgré ces premiers moyens, l'atteinte fait naître un javart; maladie qui alors réclame les soins particuliers d'un homme de l'art.

De l'avant-cœur.

C'est le nom que l'on donne à une tumeur qui a son siége au poitrail des chevaux, particulièrement chez ceux qui sont employés au trait.

Traitement.—Quand cette tumeur est récente, l'application de quelques résolutifs (frictions avec l'eau-de-vie et le savon) suffisent ordinairement pour la faire disparaître. Lorsque la maladie est plus ancienne, ce mode de terminaison n'est plus à espérer. Il faut s'attendre à voir survenir la suppuration et même chercher à la hâter, en appliquant sur la tumeur de l'onguent basilicum. Aussitôt que l'abcès se manifeste, il est bon de le faire ouvrir avec l'instrument tranchant.

Des blessures des barres.

On sait que les vétérinaires désignent sous le nom de *barres* la partie de la mâchoire comprise entre les grosses dents et les crochets du cheval, et entre les grosses dents et les incisives de la jument. Cette partie peut être irritée par un mors mal fait ou par la mauvaise manière dont le cavalier use de la bride. Cette irritation, quand on la néglige et qu'on n'en fait pas disparaître la cause, peut amener l'ulcération de la portion de gencive qui recouvre l'os : elle peut même finir par mettre celui-ci à nu et par le faire carier.

Traitement.—Un peu de repos ou bien un travail sans bride, suffit pour guérir les blessures des barres, quand surtout l'irritation est récente.

Si l'os est attaqué, la cure est plus difficile; il faut alors faire ruginer pour enlever la carie, nourrir l'animal avec des alimens faciles à mâcher, et bassiner la plaie le plus souvent qu'on le peut avec le vin miellé. On s'abstient ensuite de mettre la bride, jusqu'à ce qu'il se soit formé une cicatrice assez dure pour résister au mal.

De la chute des crins.

La *chute des crins*, qui diffère essentiellement de la *mue*, en ce que cette dernière est naturelle à la plupart des animaux, tandis que la première est réellement une maladie, peut être accidentelle, essentielle, ou symptomatique. Dans le premier cas, ce n'est pas à proprement parler une maladie : elle n'est le plus souvent due qu'à des causes extérieures et locales; aussi n'est-elle alors que partielle.

La longue application de bandages, de ligatures; le frottement des harnais, celui des chevaux les uns contre les autres ou contre certains corps durs, l'application de quelques remèdes extérieurs, tels que l'essence de térébenthine, les spiritueux, les graisses rances, les vésicatoires, en sont les causes accidentelles les plus ordinaires.

On regarde la chute des crins comme essentielle, quand elle se montre seule et sans qu'aucune maladie apparente l'ait précédée ou l'accompagne. Elle peut, en outre, être sollicitée par le manque ou l'excès de transpiration, et surtout par le passage subit du chaud au froid, par une nourriture malsaine, un trop long repos, le séjour dans des écuries où des étables trop chaudes, peu aérées, où les animaux sont amoncelés; par une longue exposition à l'ardeur du soleil, par la malpropreté ou le défaut de pansement à la main. Enfin, la chute des crins ou des poils est symptomatique toutes les fois qu'elle précède, accompagne, ou suit une maladie quelconque.

La chute des crins, chez les chevaux, ou la facilité avec laquelle ils peuvent être arrachés, dans le commencement et dans l'état de maladies aiguës inflammatoires, est toujours d'un mauvais présage.

Quoi qu'il en soit, cette maladie n'est pas dangereuse par elle-même, et il est aisé de voir, par ce qui vient d'être dit, que son traitement doit toujours être basé d'après les causes qui semblent l'avoir déterminée. On doit comprendre, par conséquent, l'inutilité, l'insuffisance et le danger même d'une foule de remèdes vantés comme spécifiques pour faire repousser les poils ou les crins des animaux.

Traitement. — Quand la chute des crins est accidentelle, on doit surtout chercher à éloigner la cause que l'on suppose y avoir donné lieu : non-seulement alors le mal cesse, mais les poils ou les crins repoussent bientôt.

Il faut donc examiner les harnais dans l'endroit où ils usent le poil, ce qui a lieu le plus constamment au poitrail, aux épaules, au garrot et à la partie externe des jambes de derrière des chevaux de trait. On fait diminuer ou rembourer les panneaux des selles : on les bat avec une baguette quand ils sont durcis par la sueur ; on met un coussinet sous le trait ou la bricole, ou bien on les garnit d'un cuir très-doux qu'on laisse déborder de chaque côté.

Si la maladie est *essentielle*, il faut en chercher la cause ; si on ne parvient pas à la découvrir, on doit regarder la chute des crins de l'animal comme une crise ou un effort de la nature, qu'il serait dangereux de troubler par des remèdes inutiles et contre-indiqués. Alors on se borne à tenir le cheval dans une grande propreté, à l'étriller, à le bouchonner plusieurs fois par jour et à l'exercer modérément. Il faut aussi se garder de l'exposer à l'action de l'air froid et humide, et diminuer peu à peu sa nourriture si elle est ordinairement forte.

Lorsque la chute des crins est la suite de la suppression de la transpiration ou de l'action des rayons du soleil, on insiste plus ou moins longtemps sur l'usage intérieur des décoctions de guimauve, de graine de lin; sur les bains de rivière, si la saison le permet, et sur l'emploi des infusions aromatiques de sauge, d'hysope, de thym, afin d'exciter légèrement la sueur.

Lorsque cette maladie est due à la malpropreté, à une mauvaise nourriture, à un trop long repos, la nature même des causes doit indiquer le genre de traitement qu'il faut mettre en usage.

La chute des crins disparaît presque toujours lorsqu'elle est symptomatique, c'est-à-dire lorsqu'elle survient comme symptôme d'une autre affection.

Quant aux remèdes externes dont on peut faire usage dans le cas de chute des crins, ce sont les décoctions de feuilles de noyer, celle de cendres de sarment, de branches de vignes, les semences de staphisaigre, le miel, les graisses et les moelles fraîches. Une chaleur modérée, des frictions sur les parties privées de poils, et surtout l'attention de tenir ces parties couvertes, sont encore d'excellens moyens à employer contre cette maladie.

Du clou de rue.

On nomme ainsi un clou quelconque ou tout autre corps métallique que le cheval s'enfonce dans le pied en marchant, et qui donne lieu à des lésions différentes, suivant la forme du clou, la direction qu'il présente, la force avec laquelle il pénètre et la partie du pied qui se trouve blessée. Mais les clous et les morceaux de fer ne sont pas les seuls corps qui puissent occasioner l'accident qui nous occupe; les chevaux peuvent encore avoir les pieds blessés par des éclats de bois terminés en pointes (*chicots*), par des pierres, des tessons de bouteille, et surtout par des cailloux tranchans.

Le clou peut pénétrer plus ou moins profondément et donner lieu à des accidens plus ou moins fâcheux. On dit que le clou est *léger* toutes les fois qu'il ne pénètre pas jusqu'au vif. On l'appelle au contraire *pénétrant* et grave, lorsqu'il entre profondément, qu'il reste dans la plaie, pénètre au centre du pied, va dans l'articulation et s'implante dans l'os. L'accident, dans ce cas, étant porté au plus haut degré de gravité, il faut de suite appeler un vétérinaire habile, possédant une connaissance approfondie de l'anatomie du pied du cheval.

Le clou léger, qui seul doit nous occuper, pénètre ordinairement à la circonférence du pied et à la base de la fourchette ; quelquefois il entre dans le talon, traverse le pied et vient ressortir au pli du paturon, sans qu'il en résulte aucun accident ; car en suivant cette direction, il ne peut blesser aucune partie importante.

Les symptômes des blessures produites par des clous, des tessons, des chicots, sont la boiterie, la douleur et d'autres désordres plus ou moins variables, suivant une foule de circonstances ; quand la blessure est légère, elle peut faire boiter le cheval, sans qu'il y ait lésion visible, ce qui ne doit pas empêcher de faire déferrer le plus promptement possible le pied de l'animal qui boite et de le faire parer avec précaution : c'est la meilleure manière de s'assurer du désordre occasioné par le clou ou par tout autre corps étranger. S'il est resté dans le pied, on s'assure desuite de sa direction, afin de proportionner les moyens de traitement à la nature et à l'étendue des lésions.

Traitement. — Quand le clou borne son action à la corne et qu'il est entré peu profondément, lorsqu'il n'a fait que diviser les parties sans produire de déchirement et sans séjourner dans la plaie, l'accident n'a aucun résultat fâcheux et se dissipe de lui-même. Il peut même se faire que le cheval ne boite point du tout : alors par précaution, il faut le laisser se reposer pendant quelques jours. Dans le cas contraire, c'est-à-dire quand les corps étrangers sont demeurés profondément enchâssés dans l'intérieur et qu'ils ont déterminé des abcès, il faut faire pratiquer l'opération dite du *clou de rue*, qui consiste à amputer les parties blessées et déchirées, pour en former ensuite une plaie simple, presque toujours susceptible de guérison, quand le cheval a été confié à un bon opérateur.

De la constipation.

On dit qu'un cheval est atteint de constipation, lorsque les excrémens rendus par l'anus sont rares, durs et ne sortent qu'à l'aide de grands efforts.

Cette constipation dépend souvent d'une irritation intestinale, occasionée elle-même par des alimens échauffans, excitans ; par l'usage de grains donnés en trop grande quantité ; par des sueurs abondantes, par des obstacles intérieurs.

Traitement. On fait cesser la constipation en vidant le rectum et en administrant à l'animal des lavemens et des breuvages adoucissans (*voyez* le Formulaire). Si ces moyens ne réussissent pas, on rend les lavemens irritans au moyen du sel, du savon, de l'aloès ou bien on administre quelques purgatifs en breuvages.

Des contusions.

On appelle ainsi la meurtrissure des parties qui se trouvent sous la peau, sans que celle-ci soit entamée.

Cette meurtrissure peut être occasionée par un choc, par la pression ou le frottement d'un corps dur qui n'est ni aigu, ni tranchant; par des chutes, des coups de pied, de corne; par des harnais mal faits ; par la maladresse ou la brutalité des personnes chargées de monter et de soigner les chevaux.

La contusion peut être plus ou moins forte et plus ou moins grave, suivant que le corps contondant a agi avec plus ou moins de violence. Quelquefois les chairs n'ont été que légèrement meurtries: alors la douleur est faible et la guérison prompte. D'autres fois, au contraire, les chairs sont écrasées, les os broyés, comme dans le cas où les contusions ont eu lieu dans les endroits où les parties molles reposent sur quelque chose de dur, sur des os, par exemple. Dans ce cas, les contusions sont très-graves.

Quand la contusion est récente et qu'elle dépend d'un coup ou d'un choc, il y a toujours épanchement de sang dans l'épaisseur des parties frappées. Cet épanchement peut être léger et ne constituer qu'une tache rouge noirâtre (*ecchymose*). Il peut être assez considérable pour s'amasser, soulever la peau, et donner lieu à un amas de sang, ou de pus, comme dans le mal de garrot, dont le développement date déjà de plusieurs jours.

Traitement. Le traitement des contusions est subordonné à l'état des parties contuses, à la gravité des lésions et au temps qui s'est écoulé depuis que l'accident a eu lieu. Quand la contusion est légère, elle ne réclame aucun traitement; si elle est grave, elle exige des soins qui peuvent être seulement locaux.

Si l'accident est récent, le traitement local doit consister dans l'application de substances capables de s'opposer à l'abord du sang, et par conséquent à l'inflammation qui en serait la suite. Ces substances sont l'eau froide, la glace, l'eau vinaigrée, les dissolutions de sulfate de fer (vitriol vert), ou d'extrait de saturne. On en imbibe des compresses que l'on applique sur la contusion et que l'on renouvelle ou arrose fréquemment.

S'il se formait un foyer de pus dans la partie contuse et meurtrie, comme nous le dirons en parlant de l'affection connue sous le nom de *mal de garrot*, il faudrait d'abord employer les émolliens (mauve, farine de lin, saindoux), puis ensuite faire ouvrir l'abcès.

Du coup de sang (apoplexie).

Le coup de sang ou l'apoplexie, maladie qui est due à un épanchement de sang ou de sérosité dans le cerveau, n'est point une maladie lé-

gère : c'est au contraire une affection très-grave dont nous ne parlons ici que parce que son premier traitement doit être prompt et énergique.

Le coup de sang a lieu particulièrement chez les jeunes chevaux , surtout chez ceux qui sont vigoureux, ardens, d'un tempérament sanguin. Il peut être déterminé par des indigestions, l'usage des alimens excitans pris en trop grande quantité, par une habitation prolongée dans des endroits peu aérés, où la température est habituellement élevée ; par la suppression rapide de la transpiration, les travaux pénibles surtout au trait, par un repos trop long accompagné d'une nourriture substantielle , par un harnais mal ajusté , comprimant le bas de l'encolure sur le passage des veines jugulaires , et s'opposant au retour du sang de la tête, par une longue exposition à l'ardeur du soleil.

Le coup de sang se manifeste le plus souvent d'une manière subite ; alors les animaux sont comme frappés d'un coup de foudre, ils tombent et offrent les symptômes suivans : stupeur, engourdissement, fixité et insensibilité des yeux qui sont brillans; dilatation des pupilles , salivation abondante , rougeur et injection des membranes muqueuses apparentes. Les naseaux sont très-ouverts ; la respiration est courte, lente, le pouls large et rare ; enfin il y a immobilité plus ou moins complète, interrompue parfois par des mouvemens convulsifs ; le battement des flancs est toujours très-fort et souvent la mort ne tarde pas à venir mettre fin à cet état.

Quelquefois, cependant, les symptômes du coup de sang ne marchent pas avec autant de rapidité, et l'on remarque à plusieurs reprises quelques signes avant coureurs, tels que des vertiges passagers, la pesanteur de la tête et de la marche, la diminution de la vue, de l'ouïe, de l'appétit, des bâillemens fréquens, de la paresse, de l'engourdissement.

Le coup de sang est toujours une chose fâcheuse, et lorsque l'affection est bien caractérisée, on peut regarder le cheval qui en est atteint, comme perdu ; il ne faut cependant pas pour cela le laisser périr sans secours. On doit au contraire, en attendant l'arrivée du vétérinaire, s'opposer le plus promptement possible aux accidens plus fâcheux qui pourraient survenir.

Traitement. La première chose à faire quand un cheval tombe frappé d'apoplexie, sur une route, dans un champ, dans une écurie, c'est de le desseller, de le désharnacher, de le désangler et de le retirer de dessous les brancards d'une voiture, lorsque par suite de sa chute, comme cela doit nécessairement arriver, il s'y trouve engagé. Ensuite, si cela est possible, on place l'animal dans un endroit frais : on lui fait sur la tête d'abondantes lotions d'eau froide ou d'eau légèrement vinaigrée. On lui frictionne fortement les membres avec de l'essence de térébenthine, on lui fait respirer des vapeurs de vinaigre; et quand on a obtenu du mieux, on le fait saigner au plat de la cuisse, cette saignée étant plus révulsive que celle pratiquée à la jugulaire. Ces moyens, promptement et convenablement employés, ont quelquefois contribué à sauver l'animal qui, après un semblable traitement, a besoin de beaucoup de soins et d'un long repos, avant d'être employé à de nouveaux travaux.

Des crampes.

On donne généralement ce nom à des contractions subites, involontaires et douloureuses d'un ou de plusieurs muscles, entraînant la rigidité des parties que ces muscles sont destinés à mouvoir, et qui durent en général assez peu de temps. Les causes les plus ordinaires des crampes, sont une contraction violente de quelques muscles, et des mouvemens ou une attitude innaccoutumés.

La crampe se fait sentir plus particulièrement au jarret du cheval : elle se manifeste surtout lorsqu'il sort le matin de l'écurie, et la raideur qu'elle produit est quelquefois si grande, que l'animal a beaucoup de peine à fléchir la jambe. La durée de la crampe est de six ou huit minutes au plus : quelquefois même cette contraction musculaire se dissipe aussitôt que l'animal a fait quelques pas.

Traitement. rien n'est plus simple que le traitement de la crampe, puisqu'il suffit pour diminuer l'intensité de cette maladie et en abréger la durée, de faire à rebrousse poil sur la partie douloureuse, des frictions avec une brosse rude ou avec un bouchon de paille.

Des crevasses.

On a coutume d'appeler *crevasses* des entamures étroites, allongées, plus ou moins profondes, accompagnées de suintement d'une humeur fétide, situées transversalement à la partie postérieure du boulet et du pâturon du cheval. Les crevasses attaquent plus souvent les pieds de derrière que ceux du devant, et les chevaux qui y sont le plus exposés sont ceux qui travaillent sur des terrains rocailleux, qui marchent continuellement dans des boues âcres, ou qui demeurent au milieu des urines, sur des fumiers épais et infects, ainsi que cela arrive fréquemment dans les écuries qu'on nettoie rarement; on les voit aussi se manifester de préférence chez les chevaux dont les jambes sont grosses, chargées de poils, dont le tempérament est mou et lymphatique : les chevaux fins y sont moins sujets que les autres.

Les crevasses accompagnent ou précèdent souvent les eaux aux jambes; elles peuvent être encore occasionées par des atteintes, des enchevêtrures; alors elles offrent peu de gravité et cèdent facilement à un traitement simple.

Les crevasses surviennent souvent d'emblée. Quelquefois elles sont précédées d'une irritation de la peau du pâturon ou d'un suintement d'une humeur de mauvaise nature. Bientôt, par suite de mouvemens répétés de flexion et d'extension du pied, la peau se fendille en travers à la partie postérieure du pâturon ; d'abord cette fente est peu profonde et n'attaque que la superficie de la peau; mais bientôt la marche et le contact continuel de la boue, de la poussière, du fumier etc., en entretenant, en augmentant l'irritation, donnent à la crevasse un aspect ulcéreux, occasionent le gonflement de ses bords, et ne tardent pas à déterminer la rupture complète de la peau. A cet accident, se joint presque en même temps un écoulement d'une matière fétide analogue à celle des eaux des jambes. Cette matière agglutine les poils, en occasione la chute et devient elle-même une cause d'irritation qui peut à son tour déterminer la formation d'une nouvelle crevasse. Lorsque la peau est fendue dans toute son épaisseur, et même lorsque sa surface extérieure est seule attaquée, la douleur peut être assez vive pour faire boiter le cheval.

Les crevasses sont des maladies peu graves par elles-mêmes; mais il est quelquefois très-difficile de les faire disparaître entièrement. Celles qui sont occasionées par les boues âcres des villes, résistent souvent avec opiniâtreté aux traitemens les mieux dirigés; ou si l'on parvient à les guérir, cette guérison n'est qu'apparente, et le mal ne tarde pas à reparaître, surtout si le cheval est de nouveau soumis à l'action des causes qui avaient amené la formation des premières crevasses. Voici du reste comment on doit traiter ces sortes d'affections.

Traitement. Le cheval atteint de crevasses superficielles ou profondes doit être soumis au repos le plus absolu, afin d'empêcher les plaies de s'écarter, de se fermer et de s'irriter à chaque mouvement du pied : ensuite on le place dans une écurie sèche et bien nettoyée, puisque le contact du fumier, du crottin, de la boue imprégnée d'urine, devient une cause de l'entretien de l'accident. Ces précautions préliminaires étant prises, il faut examiner avec attention l'état des pieds du cheval. Si les crevasses ne sont pas complètes, si elles ne sont que commençantes, si la peau paraît rouge et enflammée, les adoucissans, tels que les bains tièdes, les cataplasmes émolliens, des onctions d'onguent populeum, pourront en amener la guérison ; mais il ne faut pas trop insister sur l'emploi de ce moyen, qui a quelquefois pour résultat de faire passer les crevasses à l'état chronique.

Il est bon, quand on a obtenu du mieux à l'aide des adoucissans, d'avoir recours ensuite, à quelques dessiccatifs. Des lotions avec la teinture d'aloès ou une faible dissolution de sulfate de cuivre (vitriol bleu) dans de l'eau vinaigrée, réussissent le plus souvent à achever la guérison.

Si les crevasses sont anciennes et accompagnées d'un suintement abondant, si les bords en sont calleux et durs, si les poils du paturon sont hérissés et réunis en paquets, les adoucissans contribueraient plutôt à aggraver les accidens qu'à en diminuer l'intensité. Il faudra alors faire appliquer des sétons fortement animés, au poitrail, aux fesses; faire donner à l'animal un purgatif, et le soumettre à l'usage des boissons nitrées. Ensuite on fera des onctions avec l'onguent basilicum pour adoucir la peau et diminuer la dureté des bords des crevasses. Au bout de quelques jours on remplacera cet onguent par des cataplasmes de farine de lin (*voyez* le Formulaire) arrosés d'extrait de Saturne ou par des lotions avec une solution de sulfate de cuivre dans du vinaigre.

Souvent du fond de ces crevasses il s'élève des

végétations : il faut les faire couper avant de commencer aucun traitement. Mais, règle générale, toutes les fois qu'il faudra employer l'instrument tranchant, on fera bien d'envoyer chercher un vétérinaire.

Dans cette maladie, comme pour toutes celles du cheval, le repos est la première condition du succès; mais il est des chevaux chez lesquels cette condition ne peut être remplie. Dans ce cas, il faut se contenter de sécher les crevasses lorsquelles apparaissent, et tant qu'elles reviennent employer le même moyen jusqu'à ce qu'enfin on soit parvenu à les faire entièrement disparaître.

De l'ébullition.

Cette affection, peu connue dans ses causes et dans sa nature, consiste en une éruption de petits boutons plus ou moins nombreux et rapprochés qui se montrent chez les chevaux, particulièrement aux épaules, aux côtés de la poitrine, le long du dos, aux reins, à la croupe et au cou. Ces boutons, qui surviennent souvent tout-à-coup, sont généralement larges, aplatis, indolens.

Cette affection est peu de chose : il ne faut

pas même s'en inquiéter; car rarement elle trouble la santé. Elle disparaît habituellement d'elle-même au bout de vingt-quatre ou trente heures, et si elle persiste plus long-temps, une saignée suffit pour la guérir.

De l'échauffement.

Ce terme vulgaire souvent employé comme synonyme de constipation, sert aussi à désigner, chez le cheval, un état particulier de malaise et de souffrance caractérisé par une chaleur plus élevée que dans l'état naturel; par une soif vive, une urine plus fréquente, huileuse et rougeâtre; par des excrémens desséchés, noirâtres et plus rares que de coutume; la sécheresse de la peau, de la bouche, par la rougeur des yeux et du nez et quelquefois par une éruption sur différentes parties du corps.

Traitement. Ces différens états morbides, qui le plus ordinairement caractérisent le développement d'une maladie aiguë, cèdent souvent à un repos de quelques jours, de quelques semaines, à un régime doux, à des boissons nitrées, auxquels il est convenable de joindre de temps en temps une ou deux petites saignées.

De l'enclouure.

On appelle enclouure, une blessure faite aux pieds des chevaux par un clou que le maréchal a maladroitement enfoncé dans le vif en ferrant, et qui est resté implanté dans le pied.

L'enclouure est plus ou moins grave, suivant la durée du séjour que le clou a fait dans le pied. Le pus venant à se former peut donner lieu à des accidens dont souvent les suites ne sont pas sans gravité.

Le cheval dont le pied est encloué, ressent subitement ou seulement au bout d'un certain temps, une douleur assez vive qui le porte à feindre ou à boiter : douleur qui va toujours en augmentant, à moins qu'on ne parvienne promptement à la calmer.

Traitement. Dès que l'on suppose la cause de la boiterie, on doit s'empresser de faire déferrer le cheval et de fouiller le pied ; afin de reconnaître le point douloureux. S'il n'y a pas de foyer purulent, il faut se comporter comme pour le clou de rue léger ; il suffit donc d'arracher le clou, de rendre moins vive la douleur par l'application de cataplasmes émolliens, et dès-lors l'accident disparaît sans aucune suite fâcheuse. Dans le cas contraire, on livre l'animal au vétérinaire, pour qu'il l'opère comme pour le *clou de rue pénétrant*.

De l'enchevêtrure.

L'enchevêtrure est une blessure transversale du pli du paturon, déterminée par le frottement exercé sur cette partie avec la longe dans laquelle le cheval s'est pris. Cet accident, plus ou moins grave suivant la durée du frottement, la grosseur et la nature de la corde qui servait de longe, a lieu surtout lorsque la longe du licou est nouée d'une manière fixe à l'auge, et qu'elle forme une anse : ce qui permet au cheval d'y engager plus facilement le paturon que si la longe était retenue par un billot.

L'enchevêtrure est rarement un accident grave; le plus souvent il ne consiste que dans une écorchure superficielle occasionant un léger gonflement de la peau du paturon, puis un suintement d'un liquide fétide avec boiterie plus ou moins forte; mais cet état ne dure pas long-temps; bientôt le suintement disparaît et l'animal guérit.

Quelquefois cet accident présente plus de gravité, s'accompagne d'une plaie plus profonde, d'une boiterie très-prononcée et d'une fièvre proportionnée à l'intensité du mal. Alors il se manifeste fréquemment une véritable suppuration qui dure plus ou moins longtemps; mais ces symptômes finissent par devenir moins inquiétans et la guérison ne tarde pas à survenir.

Traitement. — Le traitement de l'enchevêtrure est simple : du repos, des soins de propreté, des bains de pieds, des cataplasmes émolliens sur le point douloureux et, s'il y a lieu, une petite saignée pour calmer la fièvre qui a pu se développer, suffisent souvent pour amener la guérison. Sur la fin du traitement, on peut faire usage d'onguent digestif ou de lotions avec la teinture d'aloès. Si après la disparition des symptômes inflammatoires, le suintement qui s'est établi dans le pli du paturon n'a pas entièrement disparu, il faut panser la plaie avec de l'onguent ægyptiac, ou avec une dissolution de sulfate de cuivre (vitriol bleu) dans du vinaigre.

De l'entorse (effort de boulet).

L'entorse ou l'effort de boulet a son siége, ainsi que son nom l'indique, dans le boulet de l'un des membres. Cet accident, assez fréquent chez les chevaux, est le plus ordinairement occasioné par la contraction violente des muscles, des tendons et surtout des ligamens du pied, à la suite de chutes, de glissades ou d'efforts pénibles que font souvent ces animaux, soit pour se relever, soit pour tirer ou porter des fardeaux trop pesans.

Les signes qui caractérisent cet effort, sont le gonflement, la chaleur de la partie, la douleur plus ou moins vive que l'animal éprouve lorsque l'on comprime cette partie en examinant le membre boiteux. Les efforts de boulet sont récens ou légers, ou bien ils s'accompagnent d'une prompte inflammation, soit dès leur début, soit à leur déclin, ou bien encore, ils passent à l'état chronique, et souvent se compliquent d'abcès, de fracture, d'ankylose, etc.

Traitement. Comme tous les autres efforts, l'entorse récente réclame l'emploi prolongé des réfrigérans (vinaigres, acides très-étendus d'eau, eau très-froide, glace pilée): l'application sur la partie, d'une bande roulée imbibée d'eau froide, chargée d'extrait de Saturne, ou bien l'application d'un cataplasme de suie de cheminée ou de tan en poudre. A l'état inflammatoire, on oppose les saignées générales et locales, les bains et les cataplasmes préparés soit avec la farine de lin, les oignons blancs, soit avec la racine de guimauve ; ce n'est qu'après la disparition des symptômes inflammatoires, qu'il est permis d'employer, sous forme de frictions, l'eau-de-vie camphrée, le gros vin dans lequel on aura fait bouillir des plantes aromatiques (romarin, serpolet, thym, lavande), le liniment avec l'ammoniaque liquide; ou bien que l'on pourra appliquer des cataplasmes faits avec les plantes indiquées plus haut, hachées, broyées et cuites dans le gros vin. Si la suppuration s'est établie dans l'articulation, il faut faire donner issue au pus à l'aide de l'opération, et préserver la plaie du contact de l'air. Nous ajouterons que les accidens généralement connus sous les noms d'efforts de hanche ou de cuisse (allonges), d'efforts de genou, de jarret, pouvant avoir la même marche, les mêmes terminaisons que l'entorse, exigent aussi lemême traitement que cette maladie.

De l'essoufflement.

On dit qu'un cheval *halète*, est *essoufflé*, quand

il respire avec difficulté et que ses inspirations sont courtes et fréquentes, ce qui constitue l'essoufflement. Cet essoufflement, cette gêne dans la respiration peuvent être occasionés par un assez grand nombre de causes. Quelques chevaux même semblent y être beaucoup plus exposés que d'autres de leur espèce, qui l'éprouvent au moindre exercice. Tels sont les jumens pleines, les chevaux qui ont la poitrine étroite, ou ceux dont l'embonpoint est devenu excessif.

Le plus ordinairement on voit l'essoufflement se manifester, chez les chevaux que l'on soumet à des travaux pénibles, à des exercices, à des mouvemens violens ; chez ceux que l'on force à courir, à gravir pendant les grandes chaleurs des montagnes en traînant de pesans fardeaux, chez ceux enfin qui, comme les chevaux de poste, de courriers, sont obligés de parcourir rapidement de grandes distances sans s'arrêter, ni prendre de repos. L'essoufflement peut être aussi le phénomène précurseur d'une lésion ou d'une affection commençante des bronches, des poumons, de la plèvre, de quelques maladies des gros vaisseaux ou de leurs ramifications. Mais quelle qu'en soit la cause, il est toujours facile de le reconnaître à la difficulté de respirer qu'éprouve l'animal, à la dilatation et aux mouvemens fréquens des ailes du nez et des parois de la poitrine.

Traitement. Le moyen d'empêcher les chevaux d'haleter, ou en d'autres termes d'éviter l'essoufflement, consistent 1° à ne les faire courir et prendre le galop que quand ils auront déjà parcouru une assez grande distance au trot; 2° à les laisser de temps en temps reprendre haleine, quand ils ont une longue route à parcourir en courant; 3° à les lancer le moins possible au galop, lorsqu'il fait très-chaud et quand le terrain sur lequel ils se trouvent est couvert de poussière; 4° à ralentir leur allure en approchant du point de l'arrivée, de manière à ce qu'ils prennent le pas quelques momens avant de s'arrêter; 5° à les promener pendant un certain temps, pour peu qu'ils soient essoufflés, avant de les rentrer à l'écurie; 6° à ne leur donner à manger et à boire qu'après qu'ils ont cessé entièrement d'haleter.

Quand l'essoufflement est produit chez les jumens par l'état de plénitude, ou chez le cheval par excès de maigreur ou d'embonpoint, quelques jours de repos suffisent pour le dissiper. S'il est le résultat de quelques affections des organes circulatoires, respiratoires, on parvient aisément à le faire cesser en faisant traiter par un vétérinaire la maladie principale dont l'essoufflement n'est alors qu'un symptôme.

Des excoriations.

Ces plaies superficielles, ordinairement peu étendues en longueur et en largeur, résultent de la déchirure des couches les plus extérieures de la peau. Elles sont le plus habituellement produites par le frottement continuel de harnais mal faits ou mal posés, par celui d'un corps dur, raboteux ou pointu, par une croupière trop serrée et dont le cuir n'est pas assez flexible, enfin par un coup obliquement porté sur les parties du corps les plus faciles à être écorchées.

Quelle que soit la cause de cette blessure, l'animal ressent une douleur plus ou moins vive, suivant que la peau a été enlevée dans une plus ou moins grande étendue, et presque toujours il suinte un peu de sang de la plaie.

Traitement. L'excoriation, qui prend le nom d'*écorchure* quand elle est très-légère, ne peut avoir de suite fâcheuse ; souvent elle disparaît d'elle-même par le seul éloignement des causes qui l'ont déterminée ; et lorsque la guérison n'a point lieu de cette manière, il suffit pour l'obtenir d'appliquer sur la partie malade, des linges trempés dans des décoctions de guimauve, de fleurs de sureau, ou simplement recouverts d'une légère couche de cérat de Galien ou de beurre frais non salé. Il est bon aussi de préserver la petite plaie du contact de l'air et de celui des mouches.

Si l'excoriation est accompagnée de contusion, on emploie avec avantage l'extrait de Saturne étendu d'eau et même les cataplasmes émolliens, dans le cas où il se manifeste de l'inflammation.

Si les écorchures ont été produites sous la queue par une croupière trop serrée, on les guérit en appliquant sur les endroits excoriés un mélange d'huile et de vin chaud.

Du saignement de nez (hémorrhagie nasale).

Le cheval est peut-être de tous les animaux, celui qui est le plus exposé à cette hémorrhagie. L'animal qui en est atteint ne paraît pas souffrir; toutes ses fonctions s'exécutent comme à l'ordinaire, seulement il porte la tête basse et semble inquiet ; et lorsque l'écoulement du sang a lieu, ce liquide coule plus ou moins abondamment de quelques parties de la membrane muqueuse du nez, rarement des deux naseaux à la fois. Tantôt le sang tombe goutte à goutte, s'échappe en ruisseaux ou par flots au moment de l'expiration ; tantôt il se coagule dans les fosses nasales et n'est expulsé que quand l'animal s'ébroue, ce qui lui arrive souvent. Alors il en sort des caillots assez gros, et l'hémorrhagie qui paraissait s'arrêter, se trouve être augmentée. Le sang qu'elle fournit n'est point écumeux comme lorsqu'il vient du poumon, il est plus ou moins foncé en couleur : d'autres fois, ces caillots sont assez considérables pour boucher les narines.

Le saignement de nez est rarement spontané. Le plus ordinairement, cette maladie est occasionée chez les chevaux, par des exercices pénibles pendant les grandes chaleurs de l'été, par des harnais trop serrés, placés dans la région du cou, par trop d'embonpoint, par des coups, des chutes sur le chanfrein, sur le nez ou sur la tête, ce qui peut les mettre en danger de perdre la vie, suivant la violence du coup et la plus ou moins grande quantité de sang qui s'écoule par les narines. On a vu plus d'une fois cette hémorrhagie être déterminée par l'introduction, dans les fosses nasales, de poussières âcres et irritantes, par des sangsues, particulièrement chez les chevaux qui trempent leur nez dans les eaux bourbeuses.

Traitement. — Lorsque l'écoulement de sang est peu considérable, quand il se fait goutte à goutte, il est bien rare qu'il ne s'arrête pas de lui-même, surtout si on a le soin : 1° de laisser pendant quelque temps l'animal au repos ; 2° de le mettre dans un lieu frais ; 3° de lui donner moins de nourriture que de coutume.

Mais il n'en est point toujours ainsi, et souvent on est obligé de recourir à des moyens plus énergiques.

Quand, par exemple, les coups sur la tête ont été violens, on doit saigner le cheval, lui donner pour toute nourriture de l'eau blanchie avec le son ou la farine d'orge. Si le saignement de nez persiste, on répète la saignée, on fait de fréquentes lotions sur la tête avec des décoctions astringentes ou de l'eau très-froide. Si ce traitement est sans effet, on injecte dans les naseaux, avec une petite seringue, une forte décoction de noix de galle et de racine de grande consoude, moyen que l'on doit continuer pendant trois ou quatre jours après la cessation de l'hémorrhagie.

Lorsque l'hémorrhagie nasale reconnaît pour cause le contact immédiat de quelques substances âcres, irritantes, on fait de fréquentes injections dans les fosses nasales, avec des décoctions de racine ou de fleurs de guimauve, sucrées avec le miel.

Si le saignement de nez est causé par des sangsues qui ont accidentellement pénétré dans cette cavité, il faut bien se garder de les arracher avec les doigts, mais on doit les faire tomber en dirigeant sur elles, avec une seringue à longue canule, du gros vin ou de l'eau dans laquelle on aura fait fondre une poignée de sel de cuisine.

Du mal de garrot.

Le garrot est situé, comme nous l'avons dit, à la partie postérieure de l'encolure, en avant du dos et au-dessus des épaules. Il a pour base les apophyses épineuses des deuxième, troisième, quatrième et cinquième vertèbres dorsales. Cette partie peut être blessée ou meurtrie par la selle, elle peut être le siége de plaies plus ou moins grandes, et c'est à ces affections, qui offrent souvent des aspects très-variables, que l'on donne le nom de mal de *garrot.*

Cette lésion se propage fréquemment à la partie postérieure de l'encolure, quelquefois même cette dernière région est seule malade, surtout chez les chevaux de trait qui tirent au moyen d'un collier grossier, souvent trop étroit et mal rembourré.

Les causes du mal de garrot sont les pressions, les pincemens et les frottemens exercés par la selle, les coups de dents que les chevaux se donnent entre eux en se battant. Les chevaux gros et pesans, qui ont le garrot bas et charnu, dont les épaules sont chargées de chair, que l'on soumet à de rudes travaux et dont les conducteurs n'ont pas soin, sont par leur conformation plus exposés que les autres à être blessés sur le garrot. Cet accident est plus rare chez les chevaux fins, parce qu'ils ont presque toujours cette partie plus sortie, qu'on les soigne mieux que les chevaux communs et qu'on les harnache avec plus d'attention.

Cette affection dépend très-souvent de la mauvaise conformation de la selle et non pas, comme le croient beaucoup de personnes, de la manière dont elle est rembourrée. Aussi, pour éviter qu'un cheval ne se blesse au garrot, faut-il que les panneaux soient disposés de telle sorte que l'arçon soit assez haut pour ne pas poser sur le sommet de cette partie.

Le cavalier doit placer la selle de façon qu'elle ne porte que sur le dos, et il doit se maintenir à cheval de manière que la charge soit bien également répartie.

Lorsque le cheval est bas du devant, lorsqu'il a le garrot peu saillant, la selle a toujours de la tendance à se porter en avant. Elle gêne alors les mouvemens des épaules de l'animal, il y a frottement entre l'extrémité supérieure et la partie de la selle qui gêne. La peau étant alors froissée, se meurtrit, se détache même, et il se développe de l'inflammation.

On préviendra les blessures qui surviennent à ces sortes de chevaux, en élevant la selle du devant. Le poids du cavalier se trouvera alors rejeté du côté des reins et le garrot ne sera plus aussi gêné.

En général, pour éviter le mal de garrot, il importe que le cheval étant sellé et le cavalier en selle, on puisse passer la main entre le garrot et la selle et qu'il y ait de trois à quatre travers de doigt de distance, entre la saillie formée par l'épaule, et l'extrémité antérieure de la bande de la selle à la hongroise et du panneau de la selle française.

Si l'on s'aperçoit que la selle blesse le garrot du cheval dont on est quelquefois impérieusement obligé de se servir, si cela tient à la voûte de cette selle, on met à son extrémité antérieure des coussinets en paille ou en foin, de manière à représenter un coussin bien souple partout, mais plus haut antérieurement que postérieurement. On charge l'animal le moins possible et on le sangle fortement pour empêcher les frottemens.

Quand on se sert d'une selle à panneau, on enlève la bourre a la place qui correspond au point blessé et on fait une excavation qui porte le nom de *chambre*.

Souvent, à la suite d'une marche de quelques lieues, on voit survenir des tumeurs sur le dos ou le garrot des chevaux qui, bien sellés et bien conformés d'ailleurs, ont été mal montés ou dessellés immédiatement après leur entrée à l'écurie.

Il est alors prudent, comme cela se pratique assez généralement dans les régimens de cavalerie, de faire sangler les chevaux d'un ou de plusieurs points, dès qu'ils rentrent à l'écurie, et de ne faire enlever les selles que lorsque ces animaux sont complètement refroidis.

Le mal de garrot consiste d'abord en une tumeur phlegmoneuse, souvent froide, molle et accompagnée de fluctuation ; souvent aussi cette tumeur prend un caractère chronique et peut durer long-temps. Mais le plus souvent, l'inflammation suit une marche qui amène la suppuration ou une collection de sérosité roussâtre. Le mal devient alors très-grave et nécessite un traitement spécial prescrit par un homme instruit.

La blessure commence ordinairement à la réunion du garrot avec le dos. D'abord c'est une contusion; l'inflammation se développe, et au lieu de se résoudre, elle se termine par suppuration.

Cette blessure quelque légère qu'elle paraisse d'abord, est susceptible de devenir très-grave, malgré les soins les mieux entendus, et en déterminant un abcès profond, une plaie avec carie, peut constituer un mal assez rebelle, pour que la guérison exige un temps quelquefois très-considérable pour se guérir, à cause des mouvemens continuels du garrot, même quand le cheval est en repos.

Traitement. — Comme dans toutes les maladies, le traitement de cette affection varie suivant l'époque de son développement, l'état et les complications de la blessure. Nous ne parlerons ici que du cas où la *contusion* est récente et *sans plaie*, les cas plus compliqués étant du domaine du vétérinaire.

On a souvent fait disparaître la tuméfaction qui est la suite de la *contusion sans plaie* du garrot, en appliquant sur la tumeur un gazon frais imbibé de vinaigre, et en exerçant sur le tout une forte compression à l'aide de la selle bien sanglée : ce moyen est bien connu des cavaliers habitués à faire de longues routes à cheval. En prenant cette précaution, ils évitent souvent aussi des maux de garrot qui pourraient avoir des suites fâcheuses pour l'animal.

Quoi qu'il en soit, lorsque le mal est récent, il faut mettre en usage la neige, la glace, les compresses imbibées d'extrait de Saturne, etc. Un excellent moyen en pareil cas, c'est de faire sur la tumeur des frictions avec l'eau-de-vie et le savon. On commence par imbiber d'eau-de-vie les poils de la partie contuse qui font office d'éponge, puis avec un morceau de savon, on frotte la tumeur comme on frotterait du linge, et l'on frictionne ensuite vigoureusement l'endroit malade, en ayant soin de renouveler plusieurs fois de suite l'eau-de-vie et le savon. Très-souvent du jour au lendemain la guérison s'opère; mais il faut pour cela que l'animal reste pendant quelques jours sans être sellé. Si l'accident date déjà de plusieurs jours, les répercussifs, les astringens, ne conviennent plus. Il faut alors employer les adoucissans, tels que la mauve, la farine de lin en cataplasme, le beurre frais, le saindoux. Si malgré l'emploi de ces moyens, il se formait un foyer de pus dans la partie meurtrie, il faudrait immédiatement appeler un vétérinaire, car les plaies du garrot sont toujours dangereuses et il est impossible d'en prévenir les résultats.

De la morfondure (catarrhe nasal).

Le catarrhe nasal, nommé autrefois *morfondure*, se développe surtout au printemps et pendant l'automne, alors que les changemens de température sont le plus fréquens. Sa cause la plus ordinaire est le refroidissement de la peau par l'influence de l'humidité froide, ou par le passage d'une température élevée à une température fraîche et surtout humide, principalement si l'animal se trouve exposé à cette dernière immédiatement après avoir eu chaud, après la course, le travail, ou à sa sortie d'un endroit très-chaud et peu aéré.

Le cheval atteint du catarrhe nasal est d'abord un peu triste et nonchalant. Il s'ébroue fréquemment; la surface de la membrane interne du nez devient sèche, tendue, chaude et plus ou moins rouge. Il y a d'abord diminution de l'humeur qui humecte habituellement cette membrane; et cette humeur devient ensuite aqueuse, incolore et limpide; — elle tombe goutte à goutte; — alors les ébrouemens sont très-fréquens, et cet état, qui dure ordinairement trois ou quatre jours, s'accompagne de la rougeur des yeux, de larmoiement, et quelquefois de l'engorgement des glandes de l'auge. A mesure que l'inflammation diminue, l'humeur du nez devient plus abondante, plus blanche, plus consistante, plus visqueuse; — elle tombe par flocons et s'attache quelquefois au pourtour des naseaux; alors les ébrouemens sont moins fréquens, moins forts, moins pénibles, et la maladie marche vers la guérison qui, dans les cas ordinaires, ne se fait pas attendre plus de quinze à vingt jours.

Il peut cependant arriver que le catarrhe nasal se déclare d'une manière plus grave, et que l'inflammation se propage à toute la tête, qui alors devient chaude, douloureuse et pesante. Dans ce cas on voit les glandes de l'auge se tuméfier considérablement; les ébrouemens sont fréquens et pénibles : l'humeur du nez est très-abondante, puriforme : quelquefois il y a un peu de fièvre, de la toux, etc., etc.

Cette maladie, chez le cheval, est presque toujours une affection légère qui, assez souvent, disparaît d'elle-même : il est néanmoins toujours prudent de soumettre l'animal au traitement suivant, qui est aussi simple que facile à suivre.

Traitement. 1° Ne plus exposer l'animal au froid; 2° le tenir chaudement, le garantir des courans d'air au moyen d'une bonne couverture; 3° le soumettre à de fréquens bouchonnemens propres à augmenter la transpiration de la peau; 4° lui faire prendre des fumigations de vapeur d'eau, que l'on dirige vers les naseaux, à l'aide d'un sac, dans le fond duquel on met le vase qui contient l'eau bouillante, et dont l'ouverture s'adapte à la tête de l'animal. Tels sont les moyens à employer.

Si l'inflammation est forte et si elle s'accompagne d'un peu de fièvre, il faut pratiquer une petite saignée, recourir à la diète blanche, à quelques breuvages adoucissans et à quelques lavemens simples (*voyez* le Formulaire), destinés à entretenir la liberté du ventre. Il est rare que la maladie résiste plus de quelques jours à ce traitement.

Des piqûres des insectes.

Le nombre des insectes qui, même sans qu'on les irrite, attaquent la peau des animaux domestiques, est assez considérable. Il existe par exemple plusieurs espèces de mouches qui, pendant les temps très-chauds, tourmentent les chevaux et toutes les bêtes de somme avec une sorte de fureur. Quelques-unes font des piqûres très-douloureuses : telles sont les abeilles, les guêpes, les frelons, les taons, etc. D'autres insectes, en piquant la peau des chevaux, déterminent la formation de petites tumeurs qui parfois dégénèrent en abcès. Quelquefois même ces insectes pénètrent dans les oreilles, les naseaux, le fourreau du cheval : ce qui rend cet animal comme furieux, jusqu'à ce que l'on soit parvenu à l'en débarrasser.

Les piqûres faites par ces différens insectes, tout en incommodant les chevaux au point de rendre ceux qui sont vifs et irritables très-malades, ne sont pas dangereuses. Cependant on doit chercher par tous les moyens possibles à calmer les douleurs et les accidens qu'elles occasionent.

Traitement. On y parvient assez généralement en fomentant les parties piquées, soit avec de l'alcali volatil pur ou étendu d'eau, soit avec de l'huile, de l'urine, une décoction de feuilles de noyer, de l'eau froide ou du vinaigre. On fait avec ces différens liquides des lotions fréquentes; on en imbibe un morceau de linge ou de drap que l'on a soin de mouiller souvent, et on en recouvre les parties blessées pendant un ou deux jours et quelquefois plus, suivant la gravité des piqûres.

Quand une vive inflammation s'est développée autour de l'endroit piqué, lorsque l'animal remue sans cesse, se roule à terre ou se frotte continuellement, on peut sans inconvénient faire pratiquer une saignée ; dans le cas contraire, il suffit d'avoir recours à des applications émollientes, pour diminuer l'inflammation et produire un grand soulagement. La suppuration commence-t-elle à s'établir, se forme-t-il un petit ulcère dans la partie piquée? L'huile empyreumatique pure ou étendue dans un véhicule quelconque, de la suie délayée dans un peu d'alcali volatil, d'eau vinaigrée ou d'huile , sont encore d'excellens moyens d'éloigner les mouches des surfaces cutanées et de les empêcher, par leur présence , d'agrandir la plaie, ce qui en rendrait la guérison longue et difficile. Enfin , lorsqu'un insecte s'est introduit dans l'oreille , les naseaux ou le fourreau , ce que l'on reconnaîtra aux mouvemens violens que l'animal fait exécuter aux différentes parties de son corps , il suffira d'injecter dans ces parties quelques liquides gras , ou une légère infusion de suie ou de plantes amères (absinthe , feuilles de noyer), pour l'en faire sortir et calmer presque instantanément les souffrances.

De l'étonnement du sabot.

On désigne sous ce nom un accident qui consiste dans une commotion imprimée aux pieds des chevaux par un heurt très-fort contre un corps dur, ou par de violens coups de brochoir appliqués sur le sabot dans le but de river le clou du fer et d'abattre les pinçons. Cet accident, qui peut faire boiter ces animaux et dégénérer en fourbure quand il est très-grave, est déterminé par une congestion de sang dans le tissu réticulaire du pied, et se reconnaît à la chaleur vive de toute cette partie, à la douleur que l'animal éprouve quand on y touche, ainsi qu'à l'absence de toute autre lésion susceptible de faire présumer l'existence de l'accident. Ces symptômes, comme on le voit, sont assez obscurs, et ils ne diffèrent de ceux de la fourbure que par leur moindre gravité.

Traitement. Quand l'accident est léger, la boiterie faible, il suffit souvent, pour en obtenir la guérison, de laisser reposer l'animal pendant deux ou trois jours; si au contraire la douleur est forte, la boiterie considérable, il faut, après avoir fait parer et déferrer le pied du cheval, chercher par tous les moyens possibles à chasser le sang qui tend à s'accumuler dans le pied, et faire en sorte de prévenir l'inflammation.

On y parvient assez généralement en appliquant sur la partie douloureuse des cataplasmes astringens, composés d'un mélange de suie de cheminée, de terre glaise, de vinaigre, constamment arrosés avec une dissolution de sulfate de fer (vitriol vert), en pratiquant une petite saignée et en maintenant l'animal pendant quelques jours dans le repos le plus absolu.

Des ulcères des poulains (achores).

Souvent il se forme à la tête des poulains, lorsqu'ils sortent de l'herbe où ils ont toujours resté et qu'on leur met un licou, des ulcérations superficielles désignées dans les ouvrages sur l'art vétérinaire, sous le nom d'*achores*. Ces petits ulcères d'où découle une humeur limpide, assez âcre pour ronger en quelque sorte la peau qu'elle touche et en faire tomber le poil, se rencontrent parfois en très-grand nombre autour des endroits sur lesquels porte le licou. Quelquefois ces ulcérations ne se dessèchent que lorsque les poulains ont jeté leur gourme : d'autres fois elles sont très-difficiles à guérir, et dégénèrent en véritables dartres ; alors il faut un traitement tout spécial, comme pour la gale.

Traitement. Assez ordinairement, il suffit pour

les faire disparaître, de tenir la tête des animaux très-propre, de la laver fréquemment avec une décoction de racine de guimauve ou de graines de lin, et de garnir intérieurement le licou d'un cuir très-doux, dont le principal usage est de diminuer la pression exercée sur les parties ulcérées.

De la convalescence.

Les maladies des chevaux ne sont pas toujours aussi légères que celles que nous venons d'énumérer ; souvent, au contraire, elles ont une telle gravité que, même après leur guérison, il faut encore soumettre les animaux qui en ont été atteints à certaines précautions hygiéniques, ou, en d'autres termes, il faut les tenir en *convalescence* long-temps avant de leur faire reprendre leurs travaux habituels. Cette sorte de traitement par cela même que sa durée varie, suivant l'âge, le sexe, le tempérament de l'animal, la nature de sa maladie, l'époque de la saison, etc., doit être plus long chez les animaux âgés que chez ceux qui sont dans la force de l'âge, chez les femelles que chez les mâles, dans les cas d'amaigrissement que dans d'autres circonstances, dans l'automne et dans l'hiver que pendant les autres saisons. Ne pouvant entrer dans de longs détails sur la convalescence des chevaux pendant les maladies graves, nous dirons seulement d'une manière générale et comme complément de l'hygiène de ces animaux, que pendant les premiers temps de leur convalescence, leurs alimens doivent être en petite quantité, peu substantiels et de facile digestion; que peu à peu ces alimens doivent être plus nourrissans que ceux donnés pendant les premiers jours, et que si l'on soumet alors le cheval à un exercice ou à un travail quelconque, cet exercice ou ce travail doit être très-modéré et n'avoir d'autre but que de rétablir les forces depuis long-temps affaiblies par la durée de la maladie.

De la petite chirurgie vétérinaire.

La saignée, particulièrement celle de la jugulaire et l'application d'un ou de plusieurs sétons, sont, selon nous, les deux seules opérations qui appartiennent à la petite chirurgie vétérinaire. Ces deux opérations, journellement pratiquées par des cochers, des palefreniers, sont généralement faciles à faire, et, sous ce rapport, tout propriétaire de chevaux doit en connaître les procédés opératoires, soit pour les mettre lui-même en pratique au besoin, soit pour en surveiller l'exécution; c'est ce motif qui nous engage à parler de ces deux opérations avec tous les détails qu'elles méritent; seulement nous nous bornerons à parler de la saignée de la jugulaire, d'abord parce qu'elle est plus facile à faire et plus souvent pratiquée sur le cheval que toutes les autres, ensuite parce que les autres saignées, telles que celles des veines de la cuisse, de l'ars, de l'éperon, de l'avant-bras, du palais, de la pince, de la couronne, exigent, pour être convenablement faites, des connaissances anatomiques que peut seul posséder un vétérinaire instruit.

De la saignée de la jugulaire.

Cette saignée se fait ordinairement avec une sorte de lancette à lame courte et forte, appelée *flamme* (1), montée sur une tige plus ou moins

(1) Cet instrument contient habituellement dans une sorte d'étui en corne ou en métal comme celui d'un couteau, trois lames de différente grandeur montées sur tiges. La plus grande de ces lames sert pour atteindre les

longue renfermée dans un étui ou châsse et avec un bâtonnet de bois dur d'environ 35 à 38 centimètres de long sur au moins 3 centimètres de diamètre. Ce bâtonnet est particulièrement destiné à frapper sur le dos de la tige de l'instrument pour faire pénétrer la lame dans le vaisseau que l'on veut ouvrir. On a en outre à sa disposition un vase d'une capacité à peu près connue pour recevoir le sang pendant l'opération, une forte épingle bien pointue, et quelques aiguillées de gros fil ou une mèche composée de six à huit brins de crin, pour arrêter plus tard la saignée. En général, à moins d'urgence, comme dans un cas de saignement de nez, de coup de sang, le cheval doit être maintenu à la diète pendant cinq ou six heures avant d'être saigné.

Les choses étant convenablement disposées, on mène le cheval dans un endroit suffisamment éclairé, pour bien distinguer les parties qui doivent être piquées. S'il peut marcher, on le conduit

veines profondes, la moyenne en grandeur pour les cas les plus ordinaires et la plus petite pour inciser les parties recouvertes d'une peau très-fine. — On doit généralement préférer les lames montées sur une tige de 30 milliimètres environ de largeur.

dehors ; s'il ne le peut pas, ou si par prudence on préfère le laisser dans l'écurie, on fait en sorte de placer le côté de l'encolure où l'on veut pratiquer la saignée sous le jour d'une fenêtre ou d'une porte, en maintenant l'animal par un bridon ou simplement par une longe placée dans la bouche. Si c'est le soir ou pendant la nuit qu'on opère, on se fait éclairer à l'aide d'une lanterne.

La plupart des chevaux se laissent saigner sans difficulté ; il est rare qu'on ait besoin d'employer des moyens de contrainte ; seulement, pour éviter que l'animal, en voyant le mouvement que fera l'opérateur pour frapper sur la flamme, ne rejette brusquement sa tête du côté opposé et ne fasse manquer l'opération, on recommande à l'aide qui tient la tête de couvrir avec une de ses mains l'œil du côté de la veine à ouvrir. Une bride à œillère, un large bouchon de paille engagé sous le montant du licou, une serviette jetée sur la tête, peuvent au besoin remplacer la main de l'aide.

La tête étant tenue droite et un peu relevée, de manière à ce que la jugulaire et la peau qui la recouvre soient légèrement tendues et mieux appliquées l'une contre l'autre, l'opérateur sort de l'étui celle des tiges de la flamme dont la lame lui paraît le mieux convenir à l'animal qu'il va saigner ; il l'ouvre et applique la pointe de la lame contre la jugulaire, en tenant l'instrument de manière que le dos de l'étui appuie sur l'entre-deux de l'index et du pouce entre lesquels il passe, tandis que le milieu de la tige est saisi à plat par l'extrémité de ces deux mêmes doigts, qui ne la serrent qu'au degré nécessaire pour la soutenir. Les autres doigts de la main sont allongés en bas ; et, en même temps qu'ils serveat de point d'appui sur la partie à opérer, ils contribuent, en comprimant, à faire gonfler la veine en interceptant le cours du sang (1). On tient la flamme de la main gauche, si on saigne à la ju-

(1) Le sang, dans la veine jugulaire, circule de la tête vers la poitrine : il suffit donc de comprimer ce vaisseau avec la main à la base de l'encolure pour arrêter la circulation du sang, faire goaller la veine dans toute sa partie supérieure, et dès-lors la rendre aussi apparente que possible. — Si on ne la voyait point assez en employant ce moyen, on couperait les crins ou les poils s'ils étaient trop longs ou bien on les mouillerait pour les coucher ensutie sur la peau.

gulaire gauche (le procédé opératoire que nous indiquons ici s'applique surtout à cette veine), et dans la main droite, si c'est la jugulaire droite que l'on doit ouvrir. Généralement, à moins de motifs ou d'obstacles particuliers, on saigne de préférence à la jugulaire gauche, l'opération y étant plus facile pour les personnes habituées à se servir de la main droite, qui vaut mieux pour appliquer avec précision et plus d'assurance le coup de bâtonnet. Quand le trajet de la veine est bien reconnu, l'opérateur approche la main gauche, armée de l'instrument, au milieu ou un peu au-dessous du milieu de la longueur de l'encolure; plus haut ou plus bas, on peut être exposé à des accidens. Avec les trois doigts qui ne tiennent pas à la tige de la flamme, on maintient en appuyant légèrement la compression de la jugulaire; et lorsqu'on voit cette veine assez gonflée, on saisit de la main droite le bâtonnet passé sous le bras gauche, et on donne un coup sec sur le dos de la tige, avec une force suffisante pour faire pénétrer la flamme dans le vaisseau, mais pas assez grande pour le traverser de part en part; car plus la peau est fine, le vaisseau étroit et superficiel, l'animal jeune, le bâtonnet lourd, l'instrument coupant, plus il faut frapper légèrement.

Aussitôt que le coup est donné, on doit se hâter de retirer le bâtonnet ainsi que la flamme. Alors, si le vaisseau a été ouvert, un jet de sang s'échappe à l'instant même, et s'arrête ordinairement jusqu'à ce qu'on recommence à le comprimer. Le jet continue si la compression est exercée par un lien permanent. Si, lorsqu'on retire la flamme, le sang ne sort pas, et si, malgré la continuation de la compression, il n'y a aucun écoulement au dehors, c'est que la veine n'a pas été ouverte : dans ce cas il faut recommencer l'opération en prenant plus de précautions que lors de la première tentative.

Il arrive quelquefois que le sang ne s'échappe pas en jet de l'ouverture faite au vaisseau : il coule à la vérité quand on comprime au-dessous, mais il ne sort que lentement, en nappe et en petite quantité le long des poils : ce qui peut dépendre de ce que l'ouverture faite à la veine n'est pas assez grande. Dans ce cas on arrête cette saignée et on en pratique une autre en ayant soin de frapper plus fort. Cet insuccès peut dépendre aussi de ce que, par suite d'un mouvement fait par l'animal, les ouvertures pratiquées à la veine et à la peau ne se correspondent plus : alors on doit chercher à rétablir leur parallélisme en faisant placer la tête dans la position qu'elle avait au moment où l'instrument a pénétré dans les tissus.

Lorsque la saignée a été bien faite, aussitôt qu'on exerce la compression au-dessous du point où elle a été pratiquée, le sang sort en jet continu et on le reçoit dans un vase. Pendant cet écoulement on maintient la compression d'une manière exacte et sans déranger la peau de sa position ; on prévient autant que possible les mouvemens de la tête sur l'encolure ; et si le jet vient à se ralentir, on fait remuer les mâchoires de l'animal, soit en lui tirant la langue, soit en lui mettant un bâton dans la bouche.

Quant à la quantité de sang que l'on peut extraire à un cheval, elle ne peut être déterminée d'une manière absolue. On pense bien que cette quantité doit varier suivant l'âge, la constitution, la taille de l'animal ; suivant la nature, le siége et l'état plus ou moins avancé de la maladie que l'on doit traiter. Cependant on estime que la saignée moyenne pour un cheval doit être de 2 kilog. 1/2 à 3 kilogrammes. Il est des cas cependant où l'on tire en une seule fois jusqu'à 6 kilog. de sang, et d'autres où l'on en borne la quantité à 1/2 kilog. ou 1 kilog. au plus.

Lorsqu'on juge la saignée assez abondante, on cesse de comprimer, et ordinairement l'écoulement du sang s'arrête aussitôt. Ensuite et immédiatement, pour fermer l'incision et favoriser la cicatrisation des deux lèvres de la petite plaie on saisit celles-ci avec le pouce et l'index de la main gauche, et on les applique l'une contre l'autre, en ayant soin de ne pas les tirer à soi pour rendre plus facile l'introduction de l'épingle dont nous avons parlé plus haut: car, par cette traction, on écarterait la peau de la veine, et le sang qui peut encore sortir de cette dernière s'épancherait plus facilement dans le tissu cellulaire interposé. Il faut au contraire avoir la précaution, quand on a bien saisi et mis en contact les deux lèvres de la plaie, d'appuyer légèrement avec le doigt sur l'encolure de l'animal, au moment où l'on enfonce l'épingle. La négligence de cette précaution si simple n'est que trop souvent la cause d'un mal très-grave, désigné sous le nom de *mal de saignée* (*trumbus*).

Les lèvres de l'incision étant ainsi pincées et maintenues en contact par l'index et le pouce de la main gauche, la main droite traverse ces deux lèvres avec l'épingle que l'on fait pénétrer jusqu'aux deux tiers de sa longueur dans leur milieu et à un millimètre environ de leur bord libre, en attaquant d'abord la lèvre supérieure. De cette manière, la tête de l'épingle se trouve toujours en haut. Pour maintenir les deux lèvres en contact permanent, on fixe en-dessous de l'épingle le lien préparé, composé, ainsi que nous l'avons dit, d'un fil un peu fort, ou de huit ou dix brins de crin de même longueur, légèrement mouillés avec la salive pour être maintenus en contact; puis on dispose le *nœud de la saignée*, en faisant au milieu de la mèche deux anses que l'on superpose; ou bien tout simplement en préparant un nœud droit, dont on laisse l'ouverture assez grande pour pouvoir l'engager entre l'épingle et la peau. Cela étant fait, on entoure les deux lèvres de la petite plaie, et on serre le nœud en ayant soin de ne pas tirer la peau à soi. On coupe alors les deux extrémités du lien, de manière à ne laisser tout au plus qu'un pouce de longueur; on projette un peu d'eau froide sur l'endroit de la saignée, et l'opération est terminée.

Il arrive quelquefois qu'une seule lèvre de la petite plaie est traversée, de sorte qu'après l'application du nœud, le sang persiste à couler au moindre mouvement de l'animal. Alors il faut s'assurer si les deux lèvres sont traversées; et si elles ne le sont pas, on doit retirer l'épingle et la replacer convenablement.

D'autres fois, la persistance de l'écoulement du sang après la suture, dépend de ce que l'incision faite par la flamme est trop longue, ou bien de ce qu'on a mis l'épingle à l'une des extrémités de l'incision, au lieu de la placer dans le milieu. Dans le premier cas, le sang s'échappe par l'extrémité de l'incision, en avant et en arrière de l'épingle; dans le second, il ne sort que par l'angle de cette incision, dont l'épingle se trouve trop éloignée. On remédie à ce dernier accident en otant l'épingle et la faisant pénétrer au milieu de la plaie. Quant au premier, il faut également retirer l'épingle, puis en placer deux : l'une au tiers antérieur, l'autre au tiers postérieur de l'incision, en entourant chacune d'elles d'un lien particulier.

L'opération étant entièrement terminée, on reconduit le cheval à sa place, puis on l'attache au râtelier pendant au moins dix à douze heures, de manière à l'empêcher de baisser la tête et à ce qu'il ne puisse se frotter l'endroit saigné, ni sur le mur, ni sur le bord de la mangeoire, ni sur la longe, ce qui pourrait avoir des inconvéniens.

Si l'animal a été saigné pour une maladie de quelque importance, on continue de lui faire observer la diète réclamée par son état ; mais si la saignée n'a été pratiquée que comme opération de précaution, ainsi qu'on le fait assez souvent au printemps ou après le vert, chez des chevaux un peu sanguins, il suffit de leur faire observer la diète pendant les vingt-quatre ou trente-six heures qui suivent l'opération. On les remet en suite peu à peu à leur régime ordinaire, et on les laisse pendant deux ou trois jours dans le repos le plus complet.

Indépendamment de ces précautions générales, il en est quelques-unes qui sont spécialement nécessaires après la saignée de la jugulaire.

Si le cheval, par exemple, est au vert au moment où on le saigne, il est prudent de le faire rentrer à l'écurie, de l'attacher au ratelier et de ne le mettre en liberté qu'au moins trois ou quatre jours après l'opération. On en conçoit facilement la raison, quand on pense que le cheval qui paît a toujours la tête en bas ; que par conséquent, le sang circulant moins facilement dans les jugulaires, les distend, écarte aussi les lèvres de la plaie et gêne ou empêche leur réunion. La même considération doit encore engager le propriétaire à s'abstenir pendant quelques jours de faire travailler avec la bricole et surtout avec le collier, un cheval qui vient d'être saigné au cou : la pression exercée par les harnais à la base des jugulaires, retardant notablement le cours du sang dans ces vaisseaux et déterminant ainsi leur gonflement.

Chez un cheval bien constitué, on peut sans inconvénient retirer l'épingle au bout de huit jours. On doit la laisser plus long-temps chez les animaux naturellement faibles ou débilités par la fatigue ou les maladies.

Du séton.

L'établissement d'un séton ou l'introduction d'un corps étranger dans l'épaisseur des muscles, pour déterminer dans ces parties une irritation et, plus tard, de la suppuration, est encore une opération facile à faire et que tout propriétaire de chevaux doit savoir pratiquer. On distingue trois espèces de sétons : 1° Le *séton à mèche*, qui consiste en un ruban de fil ou en une tresse de chanvre qu'on engage sous la peau, à travers les muscles : c'est le séton simple qui prend le nom de *séton animé*, quand la portion de ruban ou la tresse pénétrant sous la peau, est enduite de beurre ou de graisse, légèrement recouverte de poudre d'euphorbe ou de cantharides, ou bien trempée dans de l'essence de térébenthine ; 2° Le *séton à rouelle* (séton anglais), moins actif que celui à mèche, particulièrement employé pour les chevaux de luxe, parce qu'il est le moins apparent de tous, et que l'on fait en introduisant sous la peau une rondelle de feutre ou de cuir, percée à son centre d'une ouverture plus ou moins large, de 6 à 8 centimètres de diamètre ; 3° enfin le *séton trochisque*, dont la matière également introduite sous la peau, est une substance végétale ou minérale douée de propriétés irritantes, susceptibles de déterminer une action prompte et durable.

Ici, comme pour la saignée, il ne sera question que du manuel opératoire le plus simple, aussi n'indiquerons-nous que celui relatif au *séton à mèche*, le plus usité de tous les sétons.

A moins d'indication particulière, c'est au poitrail, au milieu et au devant de cette région, que l'on a coutume de placer les sétons chez le cheval, la laxité de la peau dans cet endroit, y rendant cette opération très-facile et très-prompte. On en place assez souvent aussi à la fesse et, dans quelques cas plus rares, à la vérité, on en met aux parties latérales de l'encolure, aux joues et à la pointe de l'épaule. Une aiguille dite à séton, de 38 centim. environ de longueur, un bistouri, une paire de ciseaux, auxquels il faut ajouter des rubans de fil ou quelques tresses de chanvre, ayant assez de longueur pour permettre, quand le séton sera placé, de faire des nœuds d'arrêt à chaque extrémité, sont les seules choses nécessaires pour établir un séton à mèche, dont voici au reste avec détail, le procédé opératoire.

L'opérateur ayant attaché convenablement le cheval et confié à un aide l'aiguille et la mèche servant à faire cette opération, se place à droite de l'animal, un peu en avant de l'épaule, saisit la peau du poitrail entre le pouce et l'index de la main gauche, sur la ligne médiane, un peu au-dessous de la saillie formée par la pointe du sternum; et après l'avoir pincée de manière à lui faire faire un pli longitudinal, avec le bistouri qu'il tient de la main droite, il fait au sommet de ce pli une incision transversale, longue d'à peu près 27 millim. Il lâche le pli, prend l'aiguille préalablement armée d'une mèche d'environ 75 cent. de longueur, puis avec le pouce et l'index de la main gauche, il écarte la lèvre inférieure de l'incision, engage la pointe de l'aiguille dans celle-ci et pousse un peu l'instrument, afin de pouvoir le faire pénétrer entre la peau et les muscles qu'elle recouvre, sans blesser aucune de ces parties. A cet effet, au fur et à mesure qu'il a enfoncé l'aiguille avec la main droite, dans une direction tout-à-fait parallèle à celle de la face antérieure du poitrail, il a le soin, avec les doigts de la main gauche, de pincer la peau au-dessous de la pointe de cet instrument et de l'écarter des muscles sur la ligne qu'il va suivre.

Quand à l'aide de ces simples manœuvres, l'instrument a pénétré d'environ 33 cent. sous la peau et que sa pointe correspond au milieu de l'inter-ars, l'opérateur dirige la pointe de l'aiguille sur la peau, en en rapprochant le talon contre la partie supérieure du poitrail, puis il pousse fortement cet instrument en bas, sur la peau que soulève sa pointe, que l'on ne tarde pas à voir sortir dans cet endroit. C'est alors qu'il engage la mèche dans l'œil du talon de l'aiguille et que saisissant celle-ci par sa pointe et la retirant par l'incision du bas, il fait pénétrer le séton dans le trajet de l'aiguille, où on le laisse. Cela fait, il fixe la mèche dans cette position, soit en réunissant les deux extrémités par un nœud double, soit, ce qui vaut mieux, en repliant plusieurs fois chaque extrémité sur elle-même, en les nouant de manière à représenter de petits bourdonnets ; il suffit que la mèche ainsi arrêtée ait 50 à 54 millim. environ de jeu à chaque ouverture du séton.

Si l'on mettait à la fois deux sétons au poitrail, il faudrait suivre dans leur application, les mêmes règles que pour un seul, en les plaçant dans la direction et le milieu des deux saillies que forment les deux muscles petits-pectoraux.

L'application d'un séton à la fesse exige l'emploi des même instrumens que pour celui placé au poitrail ; mais cette opération étant toujours douloureuse pour l'animal, il est nécessaire de prendre des précautions qui nécessitent la présence de plusieurs personnes, ce qui complique le procédé opératoire ; aussi n'en parlerons nous pas.

Dans les cas ordinaires, il ne coule de la plaie que très-peu de sang après l'application du séton. Vers la fin du premier jour, on voit commencer l'engorgement sur son trajet ; le lendemain, cet engorgement est un peu plus considérable, et si l'on presse sur le séton, on fait sortir par les ouvertures un liquide roussâtre. Enfin, le troisième jour, la suppuration est entièrement établie; ce n'est qu'alors que l'on doit commencer à panser le séton.

Ce pansement est très-simple, il consiste seulement à presser matin et soir, avec la main, sur le trajet de la mèche, pour faire sortir le pus qui s'y accumule quelquefois. Si le pus en coulant sur la peau s'est durci à sa surface, on l'enlève en lavant la partie salie avec de l'eau tiède.

Rarement on laisse un séton en place plus de

trois semaines à un mois. Au bout de ce temps, on l'enlève définitivement, si la maladie pour laquelle il a été établi est guérie : dans le cas contraire, on passe une nouvelle mèche dans le trajet de celle que le pus a macérée et qu'on retire, ou bien on place un autre séton sur un endroit voisin de la même région.

Il survient quelquefois une hémorrhagie aussitôt après l'opération; le sang coule goutte à goutte, s'échappe par l'ouverture inférieure et parfois s'accumule dans le trajet du séton qu'il tuméfie. Cette hémorrhagie qui résulte de ce que les muscles ou une petite artère ont été atteints par l'aiguille, peut être arrêtée soit en bouchant avec de petits tampons d'étoupe les deux ouvertures du séton, soit en faisant quelques lotions d'eau froide sur la partie saignante. Si malgré l'emploi de ce moyen, le sang continue à couler, on ôte la mèche et on exerce une compression soutenue sur le trajet du vaisseau.

Quelquefois, à la suite de l'établissement d'un séton, il se forme sur son trajet, au bout de huit à dix jours, de petits abcès que l'on guérit en les comprimant légèrement pour en faire sortir le pus, ou bien en les ouvrant avec un bistouri, à mesure qu'ils se forment. Dans d'autres circonstances, et le cas est plus grave, le deuxième jour de son application, il survient un engorgement gangréneux, causé par la piqûre des muscles par l'aiguille, ou par la présence, dans le trajet des sétons, de caillots de sang putréfiés. Cet engorgement est chaud, douloureux, fait des progrès rapides et se convertit bientôt en gangrène; complication qu'il serait imprudent de négliger.

Les sétons sont pour beaucoup de propriétaires de chevaux, une panacée universelle ; ils en placent ou en laissent placer dans toutes les maladies : on peut même dire que trop souvent ils en abusent. Certes nous sommes loin de blâmer l'emploi d'un pareil moyen de traitement qui, lorsqu'il est employé avec discernement et opportunité, peut être très-utile; mais comme il est aussi des cas pour lesquels l'application des sétons peut devenir nuisible, il est toujours prudent avant d'y avoir recours, de réclamer les conseils d'un vétérinaire pour qu'il décide, s'il convient de faire ou de ne pas faire cette opération.

Petit formulaire vétérinaire, ou Choix de formules et de médicamens très-simples, particulièrement applicables aux divers accidens et maladies précédemment indiqués.

Les diverses formules que nous donnons ici se composent de médicamens peu coûteux et très-simples, pour la plupart appropriés aux accidens et aux maladies légères dont il a été question dans cet ouvrage. Quelques-uns (les *breuvages*, les *lavemens*) sont particulièrement réservés pour l'usage interne ; d'autres, et c'est le plus grand nombre, sont employés extérieurement ; tels sont les *cataplasmes*, les *charges*, les *fomentations*, les *lotions*, les *linimens*, les *injections*, etc., etc.

Des breuvages.

Les breuvages sont des médicamens liquides que l'on administre aux chevaux à certaines heures de la journée et à des doses déterminées. Dans le plus grand nombre des cas, les animaux refusent de les prendre eux-mêmes, et on est obligé, pour les leur faire avaler, d'avoir recours à une bouteille, à une corne, à un bidon à entonnoir, ou à tout autre appareil analogue. Le procédé le plus simple et le plus à la portée de tout le monde, consiste à faire une espèce d'anse avec un bout de corde de la grosseur de la longe à peu près, à embrasser avec cette corde la mâchoire supérieure dans l'endroit dénué de dents; à passer l'une des dents d'une fourche de bois dans la partie de l'anse demeurée libre sur le chanfrein, et à exhausser la tête à la hauteur convenable, en élevant la fourche de manière que les lèvres soient placées un peu au-dessus du niveau du fond de la bouche, pour que le liquide y descende par son propre poids.

Quand l'animal est ainsi fixé, on lui introduit dans la bouche, près de la réunion des lèvres, le goulot de la bouteille qui contient le breuvage, dont on ne verse que quelques cuillerées à la fois. Aussitôt que le cheval tousse, il faut lui laisser baisser la tête et attendre quelques momens avant de le faire boire de nouveau.

L'eau pure ou le vin, la bière, le cidre, forment le véhicule ordinaire des breuvages, mais on y ajoute des médicamens dont l'action varie suivant l'effet que l'on veut obtenir.

Breuvage adoucissant simple.

Prenez gomme arabique, 90 gram.
Miel, 120 gram.
Eau commune, 1 litre.

Faites dissoudre la gomme et le miel dans l'eau ; — la gomme peut être remplacée par les décoctions de graines de lin, de guimauve ou de réglisse ; — on peut aussi ajouter à ce breuvage quatre têtes de pavot, pour lui communiquer des propriétés plus calmantes ; comme il est souvent nécessaire d'en donner une très-grande quantité en plusieurs fois, il est bon d'en préparer à l'avance en faisant dissoudre plusieurs livres de miel et de gomme dans quantité suffisante d'eau.

Ce breuvage convient surtout dans les inflammations aigües de l'estomac et de l'intestin.

Breuvage tempérant simple.

Prenez feuilles de bourrache. 180 gram.
Oxymel simple.. . . . 240 gram.
Eau commune. . . . . 2 litres.

Faites infuser la bourrache pendant une heure,

passez à travers un linge, ajoutez l'oxymel et administrez en une dose.

Breuvage contre les coliques et les indigestions.

Prenez fleurs de tilleul. . 60 gram.
Éther sulfurique. . 16 gram.
Eau. . . . . 1 litre.

Faites une infusion avec les fleurs ; laissez refroidir, ajoutez l'éther et donnez-en une fois. Réitérez s'il y a lieu.

Breuvage purgatif.

Prenez aloès succotrin en poudre, 45 gram.
Sulfate de soude ou de magnésie. . . 120 gram.
Eau. . . . . 1 litre.

Mêlez et administrez.

Des lavemens.

Les lavemens sont, comme chacun le sait, des médicamens liquides que l'on introduit par le rectum dans les gros intestins, à l'aide d'une seringue. Ils sont très-employés dans la médecine vétérinaire, et, suivant la composition des substances qui y sont mises en dissolution ou en suspension, on les distingue en émolliens, adoucissans, toniques, purgatifs, etc., etc.

On prépare les lavemens de la même manière que les breuvages et les boissons; et ces sortes d'injections que l'on administre tantôt froides, tantôt tièdes, se font avec une seringue contenant 2 litres environ de liquide. Dans quelques circonstances on ne donne pas les lavemens tout entiers, on les fait prendre par moitié : un demi-lavement reste bien plus long-temps dans l'intestin qu'un entier. Il est en outre quelques précautions à prendre avant d'administrer un lavement : on ne doit point par exemple le donner, ni trop tôt avant que les chevaux aient mangé, ni trop tard après qu'ils ont pris leur nourriture, parce que, dans l'un et l'autre cas, une semblable injection pourrait troubler leur digestion.

Lavement simple.

Prenez mauve ou guimauve. . . une poignée.
Graines de lin. . . . . . deux pincées.
Eau commune. . . . . . un litre 1/2.

Faites bouillir, passez et administrez tiède en une seule fois; on peut donner plusieurs de ces lavemens pendant les 24 heures.

Lavement adoucissant.

Prenez graines de lin } de chaque, 60 gram.
Racine de guimauve }
Faites bouillir dans eau. . . 1 litre 1/2.
Ajoutez huile d'olive. 120 gram.

Lavement adoucissant calmant.

Prenez graines de lin. . . . . 60 gram.
Têtes de pavots blancs écrasées. . . . . . 60 gram.
Beurre frais ou huile d'olive. . . . . . . 60 gram.

Faites bouillir pendant un quart d'heure les têtes de pavot séparément dans quantité suffisante d'eau ; ajoutez la graine de lin et continuez l'ébullition pendant le même espace de temps ; passez au tamis de crin , ajoutez le beurre ou l'huile, laissez refroidir au degré convenable, et administrez.

Lavement émollient calmant.

Prenez racine de guimauve . . 3 poignées.
Têtes de pavots blancs. 6.
Huile d'olive. . . . . . 120 gram.

Faites bouillir la guimauve et les têtes de pavôts, passez la décoction au tamis de crin, et au moment de l'administrer, ajoutez l'huile dans la seringue.

Ces lavemens que l'on prépare avec les racines et les feuilles de guimauve, l'orge, la graine de lin, auxquels on ajoute quelquefois de la graisse, du beurre ou de l'huile d'olive, conviennent dans la diarrhée par irritation et les inflammations de toute nature ayant leur siège dans le canal intestinal.

Des cataplasmes.

On appelle ainsi toutes les préparations médicamenteuses qui ont la consistance d'une bouillie épaisse et que l'on applique sur les différentes parties du corps où on les maintient à l'aide d'un bandage. On les emploie pour adoucir, ou ramollir, fortifier, exciter, une partie.

Les farines de lin, d'orge, différentes poudres simples ou composées, la mie de pain, les feuilles de mauve cuite en sont ordinairement la base. On les délaie suivant les cas avec du vin, de l'eau, du lait, du vinaigre, etc., etc. Enfin on y ajoute quelquefois comme accessoires les médicamens solides ou liquides qui doivent leur communiquer leurs propriétés et qui varient suivant le but que l'on se propose de remplir: encore ces derniers médicamens ne doivent-ils être ajoutés aux cataplasmes qu'au moment de les appliquer : souvent même on se contente de les étendre sur leur surface.

Les cataplasmes doivent, avant leur application, être placés sur une toile que l'on applique sur la partie que l'on veut modifier. On les y maintient à l'aide d'une enveloppe appropriée à la forme de la partie à recouvrir. Quelquefois on remplace les cataplasmes par des bandages matelassés que l'on arrose fréquemment avec des liquides doués d'une certaine action médicamenteuse.

Cataplasme emollient simple.

Prenez mie de pain. . . . . . . 3 poignées.
Farine de lin . . . . . 3 poignées.
Eau. . . . . quantité suf.

Faites cuire en remuant continuellement jusqu'à consistance de bouillie épaisse, et appliquez tiède. On peut rendre ce cataplasme plus calmant en employant au lieu d'eau une décoction de 10 ou 12 têtes de pavôts. On peut encore remplacer l'eau par le lait, la décoction de racine de guimauve, ou bien encore par la décoction de morelle ou de belladone.

Très-utile dans les engorgemens douloureux.

Cataplasme tonique.

Prenez gros son de froment. . . 2 jointées.
Feuilles de sauge ou de menthe . . . . 2 poign.
Vin rouge. . . . . quant. suf.

Faites infuser les plantes aromatiques dans le vin : ajoutez ensuite le son que vous ferez bouillir quelques instans, retirez du feu et appliquez tiède, en arrosant le cataplasme avec une nouvelle quantité de vin.

Ce cataplasme convient surtout pour fortifier les articulations à la suite des efforts, et pour dissiper les engorgemens qui tentent à passer à l'état chronique.

Cataplasme astringent.

Prenez suie de cheminée. . . . 1 jointée.
Terre glaise. . . . . . . 1 jointée.
Vinaigre. . . . . quant. suf.

Mêlez.

Ce cataplasme est très-utile au début de la fourbure et dans toutes les circonstances où il convient de faire avorter une inflammation qui tend à se développer dans le pied des chevaux.

Des charges.

Ce sont des médicamens d'une consistance poisseuse que l'on applique à l'extérieur où ils se maintiennent seuls. Les charges ont presque toujours pour base la poix grasse ou la térébentihne auxquelles on ajoute des médicamens dont la nature varie suivant le but que l'on veut remplir.

Charge simple.

Prenez poix grasse. . . . 120 gram.
Térébenthine . . . 60 gram.

Faites fondre le mélange et appliquez-le sur la partie malade.

C'est un résolutif convenable dans le traitement des engorgemens froids et des efforts chroniques.

Les charges peuvent être irritantes, fortifiantes; mais ces préparations, que l'on trouve d'ailleurs toutes faites dans les pharmacies vétérinaires, sont trop compliquées pour que nous en transcrivions les formules; nous dirons seulement que le médicament connu sous le nom de *charge fortifiante* de Bourgelat, est un excellent fortifiant que l'on peut employer avec succès dans le traitement des efforts récens.

Des fomentations.

On donne ce nom à des liquides ordinairement chauds que l'on applique comme médicamens sur une région plus ou moins circonscrite du corps des animaux. — On en imbibe des éponges, des morceaux de laine ou du linge ployé en plusieurs doubles, et on les maintient sur les parties malades à l'aide d'enveloppes ou d'appareils convenables.

Tous les liquides peuvent servir à faire des fomentations. Le plus souvent cependant on emploie à cet usage l'eau pure, froide, tiède, chaude ou chargée de principes médicamenteux; le lait, le vinaigre, l'extrait de saturne, l'eau-de-vie, l'esprit de vin et l'éther; puis avec ces différens liquides on prépare des fomentations tantôt émollientes, adoucissantes, relâchantes, tantôt toniques, stimulantes, résolutives, astringentes, suivant le but que l'on se propose de remplir, et la maladie externe que l'on traite.

Les fomentations émollientes, celles dont on se sert le plus fréquemment, se font avec des décoctions de graines de lin, de feuilles de mauve, de racine de guimauve, de gros son. On peut les considérer comme de véritables cataplasmes liquides, qui humectent la peau, en ouvrent les pores, et sous ce rapport, elles sont parfaitement indiquées pour calmer la douleur, la chaleur, l'inflammation d'une partie, l'assouplir ou la distendre.

En général, on applique ces sortes de fomentations chaudes, et pour renouveler la chaleur du liquide lorsqu'il est par trop refroidi, on recouvre les premiers linges imprégnés, avec des serviettes ou mieux encore avec une toile cirée.

Les fomentations froides conviennent très-bien pour arrêter les hémorrhagies de la peau, et favoriser la réunion des plaies. On emploie avec avantage celles qui sont toniques et astringentes, pour dissiper l'enflure de certaines parties, y favoriser la circulation et y ramener la chaleur.

Lotion émolliente ordinaire.

Prenez Graines de lin. . . . . 60 gram.
Feuilles de mauve. . . Une poignée.
Eau. . . . . 4 litres.

Faites une décoction et employez tiède.

Lotion émolliente et adoucissante.

Prenez Mauve ou Guimauve. 240 gram.
Têtes de pavôts.. . . N. 6.
Eau.. . . . . 4 litres.

Faites une décoction que l'on emploiera tiède.

Fomentation astringente et excitante.

Prenez Extrait de saturne. . . . . . 1 partie.
Eau-de-vie ordinaire.. . . . 4 parties.
Eau de rivière. . . . . 24 parties.

Mêlez et employez de suite.

Toutes ces fomentations peuvent au besoin être employées comme lotions.

Des Lotions.

On appelle lotions des lavages répétés que l'on fait sur l'un des endroits quelconques du corps, avec un linge ou un morceau d'éponge imbibé d'une liqueur appropriée, dans le but de nettoyer la peau, de ramollir ou de donner plus de ton à son tissu, de déterger les plaies, de résoudre et de fondre les engorgemens, de prévenir l'extravasation du sang dans les cas de contusion.

Les lotions qui ne diffèrent des fomentations que par le moins de temps qu'elles restent en contact avec les parties sur lesquelles on les applique, sont ordinairement aqueuses et émollientes. Cependant, suivant la nature de l'affection que l'on traite, on peut les faire avec des liquides chauds ou froids, les rendre relâchantes, émollientes, astringentes, excitantes, calmantes, etc., etc.

Lotion ordinaire.

Prenez Graines de lin. . . . . 60 gram.
Feuilles de mauve. . . 1 poignée.
Eau.. . . . . 4 litres.

Faites une décoction et employez tiède.

Lotion astringente.

Prenez Écorce de chêne. . . . . 8 parties.
Feuilles de noyer.. . . . 4 parties.
Eau.. . . . . 2 litres 1/2.

Faites une décoction et employez presque froide.

Des linimens.

Les linimens sont des médicamens externes dont on enduit, au moyen de frictions, les différentes parties du corps sur lesquelles on les applique. Ces composés pharmaceutiques, onctueux, de consistance moyenne, sont surtout employés en médecine vétérinaire pour assouplir les tissus, calmer certaines douleurs, exciter les parties engourdies, paralysées, dissiper les tumeurs indolentes, résoudre les engorgemens, produire une action révulsive.

Les huiles grasses, quelques huiles volatiles, et l'axonge, forment la base de presque tous les linimens dont on reconnait plusieurs sortes sous les noms d'adoucissans, d'anodins, de narcotiques, de calmans, d'excitans, de toniques, etc. Tous ces limimens, simples ou composés, doivent être à peu près liquides au moment de leur application. Les deux exemples suivans indiquent la manière dont on doit formuler quelques-uns de ces topiques qui, bien qu'ils soient presque toujours préparés au moment où l'on en a besoin, peuvent être conservés long-temps sans subir aucune altération.

Liniment adoucissant.

Prenez Racine de guimauve. . 90 gram.
Huile d'olive. . . . . . 120 gram.
Eau commune. . . . . 1|2 litre.

Faites bouillir la guimauve jusqu'à réduction du tiers; passez la décoction, ajoutez l'huile, agitez le mélange dans une bouteille et employez de suite.

Liniment excitant volatil.

Prenez Huile d'olive. . . . . . 120 gram.
Ammoniaque liquide (Alcali). 30 gram.
Essence de térébenthine . .

Mettez l'huile dans une bouteille, puis ajoutez l'alcali. Agitez ensuite fortement et conservez cette bouteille bien bouchée, à l'abri du contact de l'air.

Ce liniment convient très-bien contre les maux de garrot, les engorgemens lymphatiques, etc.

FIN.

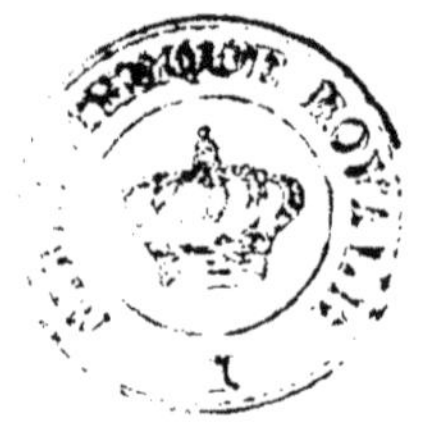

TABLE DES MATIÈRES

CONTENUES

DANS CET OUVRAGE.

FIN DE LA TABLE.

ERRATA.

Page 24, ligne 10, les jaarres, *lisez* les jarrets.
Page 50, ligne 25, le chevel, *lisez* le cheval.
Page 80, ligne 1, ont bien, *lisez* sont bien.
Page 127, ligne 25, à abri, *lisez* à l'abri.
Page 146, ligne 25, plutard, *lisez* plus tard.
Page 195, ligne 1, que la guérison, *lisez* que cette plaie.
Page 207, ligne 25, milliimètres, *lisez* millimètres.
Page 209, ligne 25, ensutie, *lisez* ensuite.

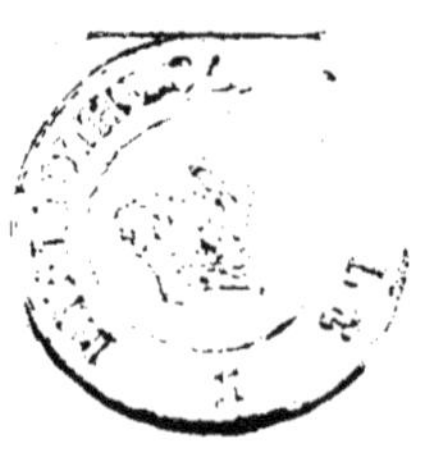

EXTRAIT DU CATALOGUE

DE LA

LIBRAIRIE DE H. COUSIN,

rue Jacob, 21.

RECHERCHES SUR LES OSSEMENS FOSSILES *où l'on rétablit les caractères de plusieurs animaux dont les révolutions du globe ont détruit les espèces*, par **GEORGES CUVIER,** pour faire suite à son *règne animal* et aux œuvres de **BUFFON** et de **LACÉPÈDE;** 4e édition, revue et complétée au moyen de *notes additionnelles* laissées par l'auteur, *approuvée* et *adoptée par le conseil royal de l'instruction publique.*—10 vol. in-8°, avec un atlas de 280 planches, (dont 84 doubles, et 2 coloriées, formant 2 vol. in 4°.

Prix : 80 fr. broché, et 85 fr. cartonné à la Bradel.

Pour plus de facilité, on peut aussi acquérir cet admirable ouvrage en le divisant en 40 livraisons, dont 10 de texte in-8°, composées chacune d'un demi volume, et 20 autres livraisons d'atlas in-4°, contenant chacune 14 gravures ou lithographies et une ou deux feuilles de l'*explication des planches.* Cette explication, si précieuse, manquait aux éditions précédentes. Prix de chaque livraison : 2 fr.

L'édition étant terminée, les personnes qui préféreront ce mode d'acpuisition n'auront à craindre aucun retard dans l'envoi des livraisons.

DISCOURS SUR LES RÉVOLUTIONS DE LA SURFACE DU GLOBE, *et sur les changemens qu'elles ont produits dans le règne animal*, par **GEORGES CUVIER**; 8e édition.—1 vol. grand in-18, orné de 5 planches gravées sur acier. 3 fr. 50 c.

La même édition, format in-8°. 7 fr.

Il existe encore quelques exemplaires de l'édition de cet intéressant discours, destinée à compléter les souscripteurs à la 2e édition des *Recherches sur les ossemens fossiles*, (7 vol. grand in-4°); 1 vol. in-4°, grand-raisin, orné de 6 pl. et du portrait de l'auteur.

Prix: 9 fr., et sur papier vélin 12 fr.

DESCRIPTION GÉOLOGIQUE DES ENVIRONS DE PARIS, PAR GEORGES CUVIER et ALEX. BRONGNIARD, de l'Institut. 3e édition, dans laquelle on a inséré la description d'un grand nombre de lieux de l'Allemagne, de la Suisse, de l'Italie, etc., qui présentent des terrains analogues à ceux du bassin de Paris. — 1 vol in-8°, avec un atlas in-4°, composé de deux cartes coloriées, et de seize planches représentant les coupes de ces terrains et beaucoup de coquilles fossiles qu'ils renferment. Prix des 2 vol. cartonnés: 15 fr.

MARTIN SAINT-ANGE. — *Anatomie analytique, circulation du sang*, considérée chez le fœtus de l'homme et comparativement dans les quatre classes des vertébrés. — Tableau grand in-folio, gravé, avec texte. Figures noires 3 fr.; fig. coloriées 6 fr.

Circulation du sang chez le fœtus de l'homme; 2e édition. — In-4°. En noir 1 fr. 75 c.; colorié 3 fr. 50 c.

—*Physiologie de l'espèce.—Histoire de la génération de l'homme*, comprenant l'étude comparative de cette fonction dans les divisions principales du règne animal, par **G. GRIMAUD DE CAUX** et **G. J. MARTIN SAINT-ANGE**, D. M. P., lauréat de l'Institut. — 1 beau vol. de 60 feuilles de texte in 4°, avec atlas, même format, contenant 24 planches gravées sur cuivre. 32 fr. 50 c.

Le même ouvrage, tiré à cent exemplaires petit in-folio, sur papier vélin, avec atlas colorié. 60 fr.

TRAITÉ ÉLÉMENTAIRE DE MINÉRALOGIE ET DE GÉOLOGIE par **BAUDRIMONT**. — 1 vol. in-8° avec planches noires 6 fr., coloriées : 10 fr.

TEMMINCK (C.-J.) *Manuel d'ornithologie*, ou tableau systématique des oiseaux qui se trouvent en Europe, précédé d'une Analyse du système général d'ornithologie, et suivi d'une table alphabétique des espèces et d'une table corrélative des matières contenues dans les quatre parties de cet ouvrage; 2e édition, 4 vol, in-8° Chaque vol. 7 fr. 50 c.

OUVRAGES PAR SOUSCRIPTION.

LES OISEAUX D'EUROPE, avec leur description systématique, par **C. J. TEMMINCK**, directeur du Muséum d'histoire naturelle de Leyde, et dessinés par J. C. Werner, peintre au Muséum de Paris.

L'ouvrage sera publié en 52 livraisons in 8°, composées chacune de 2 feuilles de texte et de 10 planches. La 50e livraison est en vente.

Prix de la livraison. Planches col. avec texte, 4 fr. 50 c. sans texte, 4 fr.

Planches noires, avec texte, 2 fr., sans texte. 1 fr., 50 c.

TRAITÉ ÉLÉMENTAIRE D'HISTOIRE NATUREL-LE, comprenant l'organisation, les caractères et la classification des végétaux et des animaux; les mœurs de ces derniers, et les élémens de la minéralogie et de la géologie; par **G. J. MARTIN SAINT-ANGE** et **F. E. GUÉRIN**, 3 vol. in-8°, ornés d'environ 160 planches.

Cet ouvrage, divisé en trois parties: zoologie, botanique et anatomie végétale, minéralogie et géologie, sera publié en 60 livraisons au plus. Toute livraison excédante sera délivrée *gratis* aux souscripteurs. La 48e est en vente.

Prix de chaque livraison, en souscrivant à l'ouvrage entier: fig. noires, 1 fr., color., 2 fr. Et en souscrivant séparément à chacune des divisions : fig. noires, 1 fr. 25 c. color. 2 fr. 50 c.

HERBIER GÉNÉRAL DE L'AMATEUR, contenant les figures coloriées des plantes nouvelles et rares des jardins de l'Europe. Leur description, leur culture, etc., par **CH. LEMAIRE**. Deuxième série, tome 2

Chaque livraison se compose de deux planches, avec texte. Prix de la livraison, prise au bureau, 1 fr. 75 c.

Prix du vol. entier, composé de 36 liv., 55 fr. au lieu de 63 fr.

Le même ouvrage, in-4°, sur beau papier vélin, 5 fr. la liv.

L'HORTICULTEUR UNIVERSEL, Journal général des

jardiniers et amateurs ; présentant l'analyse raisonnée des travaux horticoles français et étrangers; publié par **MM. CAMUSET, DRAPIEZ, JACQUES, NEUMANN, PÉPIN, POITEAU,** etc., et rédigé par **CH. LEMAIRE.**

Ce journal paraît régulièrement du 1er au 10 de chaque mois. Il se compose de 2 feuilles au moins de texte, grand in-8°, et de 4 planches.

Prix de l'abonnement :

Fig. coloriées p. Paris, 26 fr. — fig. noires *id.* 15 fr.
Id. *id.* province, 28 fr. — fig. *id.* *id.* 17 fr.

ICONOGRAPHIE DESCRIPTIVE DES CACTÉES, ou essais systématiques et raisonnés sur l'histoire naturelle, la classification et la culture des plantes de cette famille, par **CH. LEMAIRE.**

Les planches, au nombre approximatif de 200, peintes d'après nature par M. MAUBERT, sont gravées sur cuivre par M. DUMÉNIL, tirées en couleur et finement retouchées au pinceau.

L'ouvrage formera environ 100 livraisons grand in-folio, qui paraîtront régulièrement tous les 20 jours; les cent premiers souscripteurs, seuls, recevront *gratis* toutes les livraisons dépassant le nombre *cent*. La première est en vente.

Prix de chaque livraison, composée de 2 planches et de deux feuilles de texte : 5 fr.

ICONOGRAPHIE DU GENRE CAMELLIA, collection des camellias les plus beaux et les plus rares, peints, d'après nature, par **J.-J. [illegible]**, avec la description exacte de chaque fleur, et des observations sur la culture de cette plante, par **M.** l'abbé **[illegible]**

Il paraît une livraison par semaine de ce bel ouvrage, publié sous le patronage de la Société royale d'horticulture de Paris. Les planches, gravées, tirées en couleur et retouchées au pinceau, satinées et glacées au cylindre, sont dignes de figurer à côté des plus belles fleurs de *Redouté*.

L'ouvrage formera 150 livraisons, petit in-folio, composées chacune de deux planches, avec texte sur beau papier vélin. — La 58e est en vente.

Prix de la livraison, prise au bureau : 3 fr. — Province, *franco*, 3 fr. 25 c. — Étranger, *franco*, par la poste, 3 fr. 75 c.

TRAITÉ COMPLET DE LA CULTURE DES MELONS, ou nouvelle Méthode de cultiver ces plantes sous cloches, sur buttes et sur couches, par **LOISSEL**, directeur des Jardins de M. le marquis de Clermont-Tonnerre, membre de la Société royale d'Horticulture de Paris, etc. 1 vol. grand-18. Prix : 2 fr.

TRAITÉ spécial et didactique **DU DALHIA** sous tous les rapports qui peuvent intéresser les cultivateurs, les amateurs, les connaisseurs et les curieux de ce beau genre, par **PIROLLE**. 2 vol. grand in-18. 5 fr.

TRAITÉ sur la culture **DE L'ŒILLET FLAMAND**, par le baron **DE PONSORT**, membre de plusieurs sociétés d'agriculture et d'horticulture françaises et étrangères, in-8°. Prix : 2 fr.

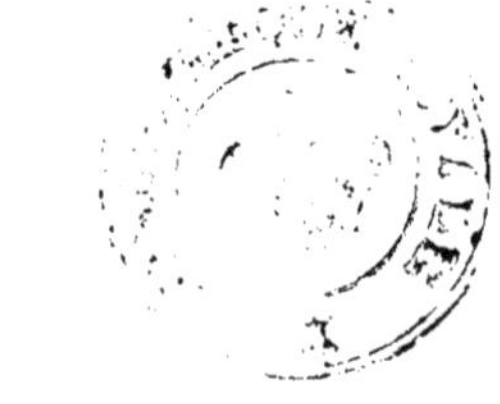

www.ingramcontent.com/pod-product-compliance
Ingram Content Group UK Ltd.
Pitfield, Milton Keynes, MK11 3LW, UK
UKHW021133260726
13994UKWH00001B/118

9 782329 368481